DE LA

SEPTICÉMIE

PAR LE DOCTEUR

SIMON PERRET

Ancien Chef de Clinique à la Faculté de Lyon
Ancien interne des hôpitaux.

PARIS

V. ADRIEN DELAHAYE ET Cie, LIBRAIRES-ÉDITEURS

PLACE DE L'ÉCOLE-DE-MÉDECINE

1880

DE LA SEPTICÉMIE

PARIS. — IMPRIMERIE ÉMILE MARTINET, RUE MIGNON, 2

DE LA

SEPTICÉMIE

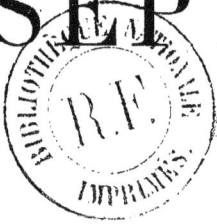

PAR LE DOCTEUR

SIMON PERRET

Ancien Chef de Clinique à la Faculté de Lyon
Ancien interne des hôpitaux.

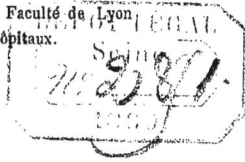

PARIS

V. ADRIEN DELAHAYE ET Cⁱᵉ, LIBRAIRES-ÉDITEURS

PLACE DE L'ÉCOLE-DE-MÉDECINE

1880

DE LA SEPTICÉMIE

INTRODUCTION

En pathologie spéciale le mot *septicémie* [désigne certains accidents chirurgicaux ou puerpéraux. En pathologie
générale, il a une acception d'une immense étendue.
Pris dans son sens étymologique, il s'applique à tous les
états pathologiques dus à la présence dans le sang. de
ferments septiques ou septoïdes ou simplement de leurs
produits ; or, le nombre de ces états pathologiques, recon-
nus comme étant placés sous l'influence d'une forme de
la septicémie, tend à augmenter chaque jour sous l'impulsion des progrès considérables que les recherches con-
temporaines ont imprimés aux études de la pathologie
animée. En somme, en mettant dans une classe à part
les maladies virulentes proprement dites dont la vaccine
est le type le plus simple et le plus étudié, comme le fait
observer M. Chauveau, toutes les maladies infectieuses
seraient des maladies septiques ou septoïdes.

En effet, dans son article de la *Revue scientifique* (14

octobre 1871), il montre que ces deux sortes d'affections doivent être nettement distinguées les unes des autres, et dans le programme de la conférence qu'il devait faire au Congrès international d'Amsterdam, il maintient cette distinction.

Voici ce que nous y trouvons : « L'expérience a montré même avant que cette démonstration fût rigoureusement faite pour les maladies infectieuses, que la virulence est fixée sur les particules solides des humeurs, mais rien ne prouve que ces granulations moléculaires sont des microbes comme ceux des maladies infectieuses. On ne parvient pas en effet à cultiver les virus proprement dits en dehors de l'organisme vivant, et la manière dont ils se comportent vis-à-vis de certains agents vénéneux, n'est pas compatible avec l'attribution de la qualité d'éléments vivants, mais il y a lieu de faire toutes sortes de réserves sur une distinction radicale entre les agents infectieux et les agents virulents. Du reste, la limite entre les deux ordres de maladies est bien difficile à placer aujourd'hui, les progrès de l'observation et de l'expérimentation arriveront peut-être à l'effacer, et à établir ainsi l'identité de nature de toutes les maladies contagieuses, qui deviendraient sans aucune exception des maladies parasitaires. » La communication récente de M. Pasteur à l'Académie des sciences vient, comme on le verra, justifier ces réserves.

De fait, l'étiologie des maladies infectieuses est tout à fait conforme à cette manière de voir. La nature septique des maladies ou complications infectieuses considérées comme nosocomiales ne fait doute pour personne. Les conditions dans lesquelles naissent ces maladies ou qui favorisent leur développement, les rattachent toutes à la

classe des infections septiques : ainsi, la septicémie, la
pyohémie, la gangrène progressive, foudroyante, l'œdème
malin, les piqûres anatomiques. Les fièvres palustres
portent dans leur nom même l'indication de leur origine
et de leur nature. Elles ne prennent naissance que là où
se décomposent les matières végétales accumulées dans
les marais. Les maladies typhoïdes (typhus ileo-cæcal,
typhus exanthématique), la dysenterie, le choléra, ne
se développent également que dans des conditions où se
montre plus ou moins nettement l'intervention d'agents
septiques, peut-être spécifiques, qui infectent les circum-
fusa et les ingesta ; mais c'est surtout dans la naissance
des maladies charbonneuses ou pseudo-charbonneuses de
l'homme et des animaux que l'intervention des ferments
spécifiques se manifeste avec la plus grande évidence.

Voilà un champ vaste pour la septicémie, trop vaste
même, on s'y égarerait si l'on voulait le parcourir tout
entier ; d'ailleurs il faut bien le dire, jusqu'à présent la
nature septique d'un certain nombre de maladies dites
infectieuses est encore fort douteuse. Il faut savoir se
restreindre à celles que fournissent des données étiolo-
giques précises et positives, celles dont la nature septique ne fait doute pour personne. Ce sont du reste celles
que l'opinion est le plus généralement habituée à considérer comme les vraies maladies septicémiques, ainsi la
septicémie proprement dite comprenant : les complications septicémiques des plaies exposées, l'infection charbonneuse ou pseudo-charbonneuse, la pyohémie, les
complications pyohémiques des plaies exposées, l'infection
pyohémique sans plaie, la gangrène traumatique, le
phlegmon gangréneux et la gangrène foudroyante. Nous

conserverons encore dans ce cadre, les affections dites typhoïdes, comme la fièvre relapse, l'endocardite ulcéreuse,
la fièvre typhoïde, soit parce que leur nature septique dans
le sens propre du mot est probable, soit parce que la géné-
ralité des médecins les considère ainsi, en raison de leur
appareil symptomatique.

HISTORIQUE

Si le mot septicémie est de création récente, l'idée qu'il représente remonte à la plus haute antiquité et se cache sous le nom de putridité.

Dans une première période qui commence avec l'histoire de la médecine, la théorie humorale règne en souveraine. Hippocrate, à propos de la fièvre ardente, décrit la putridité, et nous trouvons encore d'autres mentions de cet état dans son livre des Humeurs et des Épidémies.

Pour Galien, le mot putridité indique toute altération capable de produire la fièvre, toute altération des humeurs; elle a lieu chaque fois qu'une humeur en stagnation est exposée à une haute température sans s'évaporer, la suppuration et même le sédiment des urines sont des preuves de putridité. L'école de Galien étendit de beaucoup les idées du maître et eut une grande influence sur l'opinion des siècles qui suivirent. Les épidémies nombreuses qui au moyen âge ravagèrent les populations, les pestes qui se déclarèrent dans les armées, vinrent confirmer les médecins de cette époque dans l'idée d'une altération des humeurs.

Peu à peu, la notion de putridité étendue à toutes les fièvres en général, reçoit un sens plus restreint. Sydenham, 1624, étudie d'une façon remarquable les constitutions médicales, atmosphériques, etc., et il arrive à cette conclusion, qu'on ignore complètement leur influence sur les maladies malignes et pestilentielles. Du reste, il a de la tendance à considérer toutes les fièvres comme inflammatoires, sauf la petite vérole où il voit une infection produite par la résorption du pus.

Pringle s'occupe des maladies à proprement parler putrides, telles que la fièvre des hôpitaux et des prisons, celles produites par les miasmes putrides qui se dégagent des marais, il les distingue nettement des fièvres nerveuses bilieuses. Huxam, en Angleterre, soutient des opinions analogues dans son *Essai sur les fièvres*, il indique les altérations du sang qui accompagnent les maladies putrides, la dissolution de ce liquide.

Dans une deuxième période, une idée tout opposée prend naissance : le solidisme apparaît. Pinel déjà avait cherché à ébranler la théorie de la putridité, et elle ne tarda pas à succomber sous les coups de la doctrine irritative de Broussais.

Dans une troisième période, les esprits reviennent peu à peu aux idées des anciens et acceptent de nouveau l'idée humorale, c'est à l'école expérimentale que revient l'honneur d'avoir montré que là était la véritable voie.

C'est de Gaspard, médecin à Saint-Etienne, que partit ce nouvel élan. Dans de nombreuses expériences il étudie l'action des substances morbides ou décomposées, introduites dans le système circulatoire. Il admet la possibilité de la pénétration des produits de la putréfaction par les muqueuses digestive et respiratoire, bien que lente et difficile. Pour lui, il n'est point douteux que la putréfaction ne puisse se développer chez l'homme durant la vie.

Gaspard analyse avec soin les symptômes présentés par les animaux et dont l'ensemble rappelle l'état typhoïde; il note exactement les lésions sur le cadavre. Nous reviendrons du reste ultérieurement sur ce point.

On peut dire que la plupart des auteurs qui se sont occupés ensuite de ce sujet n'ont fait que répéter ces expériences et confirmer les résultats obtenus par Gaspard.

Magendie combat l'opinion de [ce dernier sur les phénomènes d'intoxication produits par l'ingestion de matières putréfiées dans l'estomac des animaux, ou absorbées par la surface pulmonaire.

Leuret arriva à des résultats intéressants, et démontra que le sang des animaux ainsi intoxiqués, injecté chez d'autres dans le tissu conjonctif ou les veines, produit l'infection putride.

Stich constate que les oiseaux sont de tous les animaux les plus sensibles à cette infection.

A la suite de l'injection de toutes les matières putrides, on n'a jamais constaté la présence d'abcès métastatiques dans les organes, tout s'est borné à des altérations superficielles, des ecchymoses des poumons, du tube digestif.

D'un autre côté, Hamont, en 1827, ayant injecté chez un cheval du pus putride pris dans l'abcès gangréneux d'un autre cheval, vit les deux animaux succomber, et présenter à l'autopsie des ecchymoses dans plusieurs viscères et des abcès du poumon.

Ce fut dès lors le point de départ de travaux nombreux entrepris dans le but d'éclairer leur pathogénie, nous citerons ceux de Ribes, Dance, Castelneau et Ducrest (1828-1846).

Sédillot dans son *Traité de la pyohémie* (1849), arrive à des résultats intéressants : Au moyen d'injections répétées de pus dans la veine jugulaire, il produit des infections purulentes avec abcès métastatiques pulmonaires. Avec des injections de sérum de pus putréfié, privé de ses globules par filtration, il obtient des accidents mortels mais sans suppuration.

La conclusion était facile à tirer : la pyohémie, pour lui, est caractérisée par la purulence et déterminée par le mélange au sang d'un pus louable ; l'infection putride est de nature essentiellement gangréneuse, causée par l'introduction dans le sang de la sérosité altérée du pus. Il ajoute que cette affection ne paraît pas avoir été isolément observée chez l'homme, mais qu'on est en droit de l'admettre parfois comme complication de l'infection purulente.

A cette même époque, Piorry introduisait dans la médecine les mots de septicémie, pyohémie, septico-pyohémie, ce dernier terme destiné à caractériser les cas dans lesquels il y a pénétration dans le sang d'un pus altéré, et où les symptômes présentent une marche plus rapide et un état typhoïde marqué.

Virchow, se fondant sur les données expérimentales et sur l'étude des lésions cadavériques, distingue nettement la pyohémie par embolie et la septico-pyohémie, mais il rejette l'absorption du pus en nature et son transport dans les viscères comme cause des abcès métastatiques ; il combat la doctrine de la phlébite admise par Cruveilhier, et considère le détachement du thrombus comme l'origine de ces abcès.

Mentionnons seulement en passant les travaux expérimentaux de Billroth, Weber, Bergmann, de Panum, de Leplat et Jaillard, de Coze et Feltz, car nous serons obligé de les étudier plus loin en détail.

La distinction entre la pyohémie et la septicémie continua à être maintenue en Allemagne, nous trouvons en effet dans le *Compendium de chirurgie* de Pitha et Billroth, un article remarquable de Hueter, qui met au courant de cette question en France aussi bien qu'en Allemagne. Il décrit dans deux chapitres séparés les fièvres septicémique et pyohémique et montre les symptômes qui peuvent servir à les différencier ; c'est aussi l'avis de Billroth et de Wyss.

Maisonneuve, en France, adopte une opinion complètement différente et donne le nom de septicémie à la plupart des complications des plaies.

Les médecins ne restèrent pas étrangers à cette réaction contre le solidisme de Broussais. Déjà en 1817, Chomel montrait l'importance qu'on doit attacher aux altérations du sang. Les idées humoristes reprenaient peu à peu le dessus, il y eut dès lors une sorte d'association entre les données théoriques et expérimentales.

En 1820, Joseph Frank, dans sa Pathologie interne, reprend l'étude de la putridité au sujet des fièvres nerveuses, et montre toute l'importance qu'on doit lui attacher. Il l'applique spécialement à cette catégorie de fièvres, qui pour lui sont toutes des fièvres continues avec prostration des forces et affaiblissement marqué du système nerveux.

Dubois (d'Amiens), en 1835, étudie la putridité à propos des fièvres typhoïdes d'Europe. Cette dernière, grâce aux travaux remarquables de Chomel, Louis, Bretonneau,

commençait à être très bien connue et nettement sé-
parée de la gastro-entérite de Broussais.

Bouillaud, dans ses articles *Fièvre* et *Humorisme* du
Dictionnaire en 60, montre les altérations du sang dans
la septicémie. Il rattache l'état adynamique, putride, dans
les fièvres qui portent ce nom, à l'introduction d'une certaine quantité de matière septique dans la circulation.
« La putridité, au moyen de l'espèce de levain qui circule dans le sang, se généralise, dit-il, en quelque sorte,
comme l'irritation inflammatoire se généralise de son
côté, par l'intermédiaire des systèmes vasculaire et ganglionnaire. »

Les travaux d'Andral et de Gavarret, communiqués par
eux à l'Académie des sciences dans plusieurs mémoires,
vinrent confirmer les idées précédentes à propos de la
fièvre typhoïde. Ainsi, ils ont montré que dans cette affection, il y a une [diminution notable de la fibrine, ce qui,
d'après eux, en est le caractère principal.

Andral, dans son *Traité d'hématologie pathologique*,
dit que le sang en circulation dans les vaisseaux ne saurait subir une putréfaction véritable, mais que dans certaines maladies le sang et les tissus présentent très rapidement après la mort les signes de la putréfaction ; or,
c'est dans ces affections qu'il a perdu sa coagulabilité
durant la vie. La rapidité de la prostration, ajoute-t-il,
la fétidité des excrétions, la tendance aux hémorrhagies,
servent encore à les caractériser. Piorry, en 1847, étudie
d'une façon remarquable la question de la septicémie.
Ce mot n'est pas synonyme de fièvre typhoïde, dit-il, mais
bien l'un des états qui constituent celle-ci, il l'envisa-
gera, ajoute-t-il, dans ses rapports avec les nécrosies, la

septicopyohémie, la résorption des matières septiques.

La quatrième période commence avec les discussions qui s'élevèrent à l'Académie de médecine sur la nature de l'infection purulente, en 1869, et nous sommes obligé de le reconnaître, malgré l'autorité, l'éloquence des orateurs qui y prirent part, la question ne peut être considérée encore comme résolue.

MM. Verneuil, Gosselin font rentrer dans la septicémie la fièvre traumatique, la fièvre inflammatoire et l'ensemble des signes qui constituent l'infection purulente. Ils se séparent, par suite, complètement des opinions émises à ce sujet en Allemagne et en France jusqu'à ces dernières années. D'après M. Verneuil, il n'est plus possible de séparer aujourd'hui la septicémie de la pyohémie, et la seconde doit être considérée comme une terminaison de la première. Il attribue les accidents à la pénétration dans le torrent circulatoire par une voie ou un procédé quelconque d'une substance particulière qui altère le sang. Cette substance, M. Verneuil l'appelle virus traumatique, mais il tient peu à cette dénomination, qu'on l'appelle poison septique, septine, sepsine, peu lui importe. M. Gosselin admet une opinion à peu près analogue au point de vue des rapports de la septicémie et de la pyohémie, toutefois il pense que la fièvre traumatique n'est pas produite par le même agent que la fièvre septo-pyohémique. M. Alph. Guérin considère la fièvre traumatique et la pyohémie comme le résultat de l'absorption du pus; mais dans le premier cas c'est le pus en quelque sorte physiologique, dans le second il s'agit d'un pus altéré.

M. Bouley fait part à l'Académie de résultats intéressants qu'il a obtenus dans ses expériences, relativement aux prédispositions spéciales des différentes races animales à la pyohémie.

Enfin, M. Chauffard combat M. Verneuil, sur l'assimilation qu'il fait de la fièvre traumatique à la septicémie, ce n'est, d'après lui, qu'une simple réaction générale et commune, provoquée par le traumatisme et le travail pathologique qui le suit. Il fait jouer un rôle important à l'état du blessé dans le développement de la pyohémie : « C'est lui qui fait le pus, et quand la suractivité pyogénique du blessé est déviée de son évolution normale, il arrive que la partie saine de l'organisme est entraînée dans ce tourbillon et plus rien de sain ne résiste. De même qu'à un moment donné, le cancéreux devient tout cancer, de même le blessé pyogénique peut devenir tout pus. La pyohémie est créée. »

Relativement aux abcès métastatiques, Virchow, nous l'avons vu, les explique par la formation de thrombus dans les veines, subissant la transformation purulente et arrivant dans les organes chargés de produits phlogogènes ; M. Verneuil fait jouer aussi un grand rôle aux embolies. Mais si, de cette façon, on peut expliquer les abcès du poumon, on se trouve devant des difficultés insurmontables pour interpréter la formation des métastases dans les autres viscères.

Feltz cherche à pallier ces difficultés par sa théorie nouvelle sur les embolies secondaires. Mais il faut l'avouer, la théorie des embolies tend à être rejetée de plus en plus. M. Ranvier la combat énergiquement, il attribue les lésions viscérales à des suppurations diffuses, « celles du poumon sont constituées simplement par une pneumonie purulente d'évolution variée, les altérations du foie présentent de grandes analogies avec celles du poumon. »

Si nous voulions mettre en relief l'idée qui ressort de la lecture des nombreuses communications faites dans les sociétés savantes, nous pourrions dire qu'il y a une certaine tendance des esprits à rattacher la pyohémie à une vraie septicémie; cette idée est, du reste actuellement parfaitement acceptée en Allemagne.

En 1872-1873, la question de la septicémie parut de nouveau à l'ordre du jour de l'Académie, elle eut pour point de départ les travaux de Davaine sur la septicémie expérimentale du lapin. De nombreux savants y prirent part, parmi lesquels nous citerons MM. Vulpian, Verneuil, Béhier, Colin, Bouley.

Des faits intéressants furent communiqués relativement aux générations successives du sang septicémique, aux différences obtenues suivant les espèces animales et les procédés employés. Les expérimentateurs cherchèrent à expliquer les relations qui pouvaient exister entre la septicémie de l'animal et celle de l'homme, des expériences importantes furent produites par MM. Liouville, Béhier et Vulpian, sur la fièvre typhoïde. Mais là encore comme pour l'infection purulente, on s'est heurté à des difficultés sans nombre, et de l'aveu même des auteurs que nous venons de citer, la question de la septicémie jusqu'à présent ne saurait être considérée comme résolue.

Nous n'entrerons pas dans des détails plus circonstanciés sur les communications précédentes, nous ne citerons pas non plus ici les travaux importants publiés depuis, car ce serait entrer dans le cœur même de notre sujet.

PREMIÈRE PARTIE

SEPTICÉMIE EXPÉRIMENTALE.

Au commencement de cette étude, nous ne saurions cacher la tendance que nous avons à accepter les travaux de M. Pasteur, pour expliquer la cause des maladies septicémiques. C'est aussi du reste l'opinion de M. Chauveau, qui croit à l'existence de microbes, ferments spécifiques propres à chaque infection.

Si cette idée manque encore de confirmation dans un certain nombre de ces affections, elle tend à s'accréditer chaque jour, et peut-être arrivera-t-on à des données plus positives grâce aux recherches de l'expérimentation. Ceci implique nécessairement une étude rapide de l'histoire naturelle et de la physiologie des microbes qui jouent un rôle capital dans les fermentations.

CHAPITRE PREMIER

PHYSIOLOGIE DES PROTOORGANISMES.

On les désigne généralement par leur nom de famille, c'est-à-dire bactéries.

Les bactéries sont les organismes les plus inférieurs, situés à la limite des règnes végétal et animal, cellules dépourvues de chlorophylle se rapprochant des algues. Découvertes par Leuwenhoek, le père de la micrographie, en 1675, elles ont été l'objet de nombreuses études qu'il serait trop long d'énumérer ici.

Disons simplement que les travaux de M. Pasteur sur les protoorganismes et leur rôle dans les fermentations, les recherches de MM. Davaine et Hallier sur la bactéridie charbonneuse et les micrococcus des maladies contagieuses ont appelé l'attention des chimistes et des pathologistes sur ces agents microscopiques. De nombreuses discussions sont intervenues à propos des classifications entre Billroth dans ses recherches sur la *Cocobacteria septica*, et M. Cohn d'un autre côté. Peu importe, nous adopterons celle de ce dernier comme étant la plus simple et la plus scientifique. Cet auteur les divise en quatre tribus principales :

Les *sphærobacteria* ;

Les *microbacteria* ;

Les *desmobacteria* ;

Les *spirobacteria*.

Ces petits organismes se présentent sous deux formes principales : des corps globuleux ou monades, des corps plus ou moins filiformes, les bactéries. Parmi ces dernières celles qui sont ondulées constituent les vibrions proprement dits.

Leurs dimensions sont assez variables ; mais d'une façon générale on peut dire que ce sont les plus petits des êtres microscopiques et qu'ils sont situés à la limite du pouvoir grossissant des meilleurs microscopes. Parmi les bactéries, les unes sont douées de mouvement, les autres sont immobiles. Ce mouvement est de deux sortes, l'un du corpuscule sur lui-même, l'autre de translation.

Ces mouvements paraissent être sous la dépendance de la nutrition ou de la respiration, et en particulier de la présence de l'oxygène ; ce dernier vient-il à manquer, elles disparaissent. Les bactéries existent dans l'air, et l'on peut les constater, soit par la méthode directe, soit par le procédé de culture employé par MM. Pasteur et Tyndall, qui consiste à exposer à l'air des liquides dans lesquels on a détruit les germes préexistants. On a montré ainsi que ces derniers, placés dans une atmosphère privée de germes, ne s'altèrent pas, que la putréfaction, au contraire, commence dès que l'air non purifié y arrive. Les expériences de Cohn tendraient à montrer que les bactéries adultes sont rares dans l'air et se trouvent plutôt à l'état de spores.

On les rencontre aussi en grande quantité dans l'eau, surtout les eaux telluriques.

La question de reproduction de ces organismes est intéressante à indiquer. Elle peut se faire : 1° Par scissiparité ; une bactérie se segmente transversalement et chacune des cellules est mise en liberté. Si le cloisonnement est rapide, les cellules nouvelles se forment plus vite qu'elles ne se séparent, et arrivent à former des chapelets. L'élévation de la température et la richesse du milieu favorisent beaucoup cette segmentation. 2° Par spores ; ce mode de reproduction a été bien étudié par Cohn, Billroth et Kock. C'est dans les cultures faites dans des infusions de foin qu'on l'observe le plus facilement. A un certain moment, on voit, dans les filaments homogènes des bacillus, apparaître des corpuscules très réfringents, chacun d'eux devient une spore réfringente aussi à contours foncés. Peu à peu, les filaments se dissolvent, tombent en poussière, et les spores s'échappent. Si l'on prend une de ces spores, et qu'on la place dans une nouvelle infusion, on la voit se gonfler et un tube court se former à ses extrémités ; on assiste, en définitive, à sa transformation progressive en un bâtonnet de bacillus.

Les bactéries jouent un rôle important dans les phénomènes de la fermentation, et c'est aux beaux travaux de M. Pasteur qu'on doit la connaissance de ce rôle. C'est à la suite d'un travail de M. Pouchet (de Rouen) et d'une discussion soulevée par sa communication à l'Académie des sciences qu'il fut amené à s'occuper de la question. On peut dire que, grâce aux expériences nombreuses auxquelles il s'est livré, la théorie des fermentations vraies est actuellement une des mieux connues.

Il est utile, croyons-nous, de montrer ici en quelques lignes la nature du rôle joué par les bactéries dans ces phénomènes. On dit qu'il y a fermentation dans un milieu toutes les fois que des modifications surviennent dans sa constitution chimique, par suite de la nutrition d'êtres organisés. Il existe deux sortes de fermentations : L'une produite par des substances quaternaires solubles ou ferments solubles sécrétés par des cellules vivantes dont on a pu les séparer : ce sont de véritables réactifs chimiques qui, purifiés et desséchés, peuvent se conserver indéfiniment ; une chaleur élevée est capable de détruire leur action.

La seconde paraît intimement liée au développement des petits organismes inférieurs dont nous venons de parler, ainsi que l'a montré M. Pasteur. Si l'on examine ce qui se passe dans une fermentation, voici la série des phénomènes que l'on constate. Durant une première période, il se produit dans le liquide fermentescible un mouvement qui amène la disparition de l'oxygène en dissolution et son remplacement par l'acide carbonique. Cet effet est dû à l'apparition des plus petits infusoires ou bactéries, ferments aérobies, qui forment à la surface du liquide une pellicule mince empêchant la pénétration de l'oxygène. Ceci permet le développement des vibrions ferments anaérobies qui transforment les matières fermentescibles en composés plus simples, mais encore assez complexes. Ces derniers subissent alors, au voisinage de la surface, l'action des bactéries, qui les oxydent avec l'oxygène qu'elles ont absorbé, et les transforment en eau, acide carbonique, ammoniaque, etc., suivant la variété de fermentation.

Ces dédoublements, ces fermentations sont le résultat de la vie de ces protoorganismes, et l'on conçoit que, dans leur action sur les substances en présence desquelles ils se trouvent, ils soient capables de fabriquer des poisons.

En possession de ces données, nous pouvons aborder l'étude du rôle des microbes-ferments qui semblent devoir être considérés comme les agents des infections septicémiques. La meilleure méthode est de les passer en revue les unes après les autres en commençant par les mieux connues, c'est-à-dire les infections charbonneuses ou pseudo-charbonneuses.

CHAPITRE II

L'agent de cette infection est la bactéridie (*Bacillus
anthracis* de Cohn) ; sa découverte date des expériences de
Rayer et Davaine sur le sang de rate à Chartres et à Paris,
en 1850. Mais pendant dix ans, jusqu'aux observations de
Delafond en 1860, de M. Davaine en 1863, on doute encore si la bactéridie est la cause véritable de la maladie
ou n'en constitue qu'un épiphénomène. Ce dernier auteur,
sous l'impulsion des travaux de M. Pasteur sur les fermentations, se livre à de nouvelles recherches, établit la présence constante des bactéridies. Tant qu'elles n'existent pal
l'inoculation est inactive, dès qu'elles se montrent, la
transmission à d'autres animaux les tue fatalement. Le
sang desséché ne perd pas ses propriétés et peut reproduire le charbon quand il a été humecté. — Des expériences contradictoires, mais faites dans des conditions
défectueuses par Signol en 1863, par Leplat et Jaillard en
1864, ne parvinrent point à ébranler les données de
M. Davaine, qui montra facilement le point par où elles
péchaient ; il en fut de même de celles de Sanson. La plupart de ces auteurs, en effet, ont eu le tort d'employer des
substances déjà putréfiées ; or on sait que la putréfaction
détruit la bactéridie. Des discussions nombreuses s'élevè-

rent en Allemagne sur le rôle des bactéridies dans la production du charbon, et les travaux français n'ont pu parvenir à les convaincre. En effet, nous voyons Brauell
(1865) publier dans ses mémoires que la bactéridie est la
caractéristique de cette affection, mais qu'elle n'en est ni
la cause ni l'agent de transmission.

Nature parasitaire du charbon.

La nature parasitaire du charbon ne saurait être niée
aujourd'hui, et la méthode de cultures successives
imaginée par M. Pasteur est, à n'en pas douter, suffisante pour trancher la question. Or, ce dernier a pu,
après avoir cultivé la bactéridie dans des liquides artifi-
ciels, successivement, jusqu'à douze fois, développer encore
la maladie avec le produit de la dernière culture. En face
de pareils résultats, la résistance de M. Colin est puérile
et l'on ne s'explique point comment il a pu nier les conclusions de M. Pasteur. Cet auteur, de concert avec M. Joubert, a montré de plus que les bactéridies réclament de
l'oxygène pour vivre et qu'elles l'empruntent au sang de
l'animal chez lequel elles se développent ; aussi admet-
tent-ils que la mort est produite par une véritable
asphyxie. Déjà en 1875, après une série d'expériences communiquées du reste plus tard à l'Académie des sciences,
M. Toussaint était arrivé à se faire une opinion analogue,
qu'il a modifiée ultérieurement dans une certaine mesure.
M. Pasteur a bien montré le rôle essentiel de la bactéridie
par la filtration de sang charbonneux sur du plâtre. En
pareil cas le liquide ainsi filtré et privé de microbes ne
donne plus le charbon, tandis que la partie restée sur le

filtre est éminemment contagieuse. D'un autre côté, on ne saurait mettre sur le compte des granulations la production des accidents, car en filtrant le sang sur du papier fin plié en plusieurs doubles, ainsi que l'a fait M. Toussaint, les granulations passent sans les bactéridies, et ce dernier perd ses propriétés.

Procédés de culture.

Les premières tentatives de culture furent faites, mais incomplètement tout d'abord, par Delafond, en 1860. Il faut arriver aux travaux de MM. Pasteur et Joubert pour voir les procédés de culture donner des résultats vraiment merveilleux. Ils ont employé surtout l'urine neutre et alcaline. — M. Toussaint a même pu, au moyen de la chambre humide de M. Ranvier, suivre au microscope très facilement le développement des bactéridies.

Grâce à cette méthode, il lui a été possible d'en observer d'isolées et d'en suivre le développement : « Après une heure, dit-il, elles ont doublé de volume, après deux heures elles ont décuplé, et au bout de huit à dix heures, elles couvrent complètement le champ du microscope ; quelquefois les bactéridies forment de longs filaments rectilignes, mais le plus souvent elles s'amassent en véritables paquets dont la forme est presque toujours la même. »

A un moment donné, elles se segmentent, on voit apparaître des spores qui deviennent à leur tour le point de départ de nouveaux bacilles. Il est intéressant de signaler en passant que les spores montrent peu de tendance à se développer dans le liquide mère, tandis que leur activité se réveille facilement dans un nouveau liquide de culture.

Alors que les bâtonnets sont peu résistants et sont détruits facilement par une chaleur de 50 degrés, la putréfaction et les liquides antiseptiques, les corpuscules brillants ou spores supportent très bien des températures très basses et très élevées, la putréfaction, et après plusieurs années, ont encore toute leur puissance de reproduction. On pourrait s'expliquer ainsi dit M. Toussaint, les cas de transmissions de charbon, et sa réapparition dans des lieux où depuis longtemps il n'avait exercé ses ravages ; en effet les spores formées quelques heures après la mort de l'animal laissé sur le sol, pourraient bien, on le conçoit, se conserver sur la terre ou sur les plantes, et placées à un moment donné dans un milieu favorable comme la plaie d'un animal, s'y développer et produire le charbon, ces provisions ont été confirmées par des expériences récentes de M. Pasteur, communiquées à l'Académie de médecine. Il a pu en ajoutant du sang charbonneux a de la terre, constater que la bactéridie y persiste à l'état de germes et s'y multiplie surtout dans les cas où cette terre a été arrosée avec de l'urine, des eaux de fumier. Après plusieurs mois de séjour, il a pu retrouver les corpuscules germes, et démontrer leur virulence par l'inoculation à des cobayes.

Les résultats suivants sont encore plus décisifs. Ayant enfoui dans un jardin, à Saint-Germain, un mouton mort spontanément du charbon, M. Pasteur a recueilli dix mois après dans le même endroit, des parcelles de terre, et au moyen de procédés particuliers d'extraction, il lui a été possible, de constater les spores et de provoquer la maladie charbonneuse non seulement avec la terre des couches superficielles, mais avec celle des couches profondes.

Lésions rencontrées chez les animaux.

La plaie de l'inoculation a une grande tendance à se
cicatriser, on ne voit jamais s'y former de pustule. Dans le
tissu conjonctif du voisinage qui s'étend jusqu'aux ganglions les plus rapprochés, on trouve un œdème clair formé
de lymphe transparente, contenant quelques globules purulents et de nombreuses bactéridies.

Les ganglions sont tuméfiés, friables, ils présentent des
extravasations sanguines et sont farcis de parasites. — Du
côté de l'appareil circulatoire, voici ce que l'on constate : Le
sang est noir, coagulé ; au microscope, nombreux globules
blancs, et tendance à l'agglutination des rouges. Mais l'altération capitale consiste dans la présence des bactéridies.
On trouve les capillaires remplis de ces organismes et
constituant dans certains points de véritables obstructions ;
ils existent, du reste, dans toute l'étendue de l'arbre
circulatoire en quantité plus ou moins considérable,
constituant même dans les vaisseaux d'un certain calibre
de petits amas. Les poumons présentent de nombreux
points emphysémateux, leur couleur est grisâtre, les vési-
cules et les bronches sont remplies de mucosités.

La description précédente se rapporte aux lapins et aux
cobayes. Chez les moutons on rencontre des lésions plus
accusées du système vasculaire, consistant en ruptures
avec suffusions sanguines ou petites hémorrhagies, dans
plusieurs viscères, surtout le tube digestif. Chez le cheval
et l'âne, les ruptures vasculaires sont bien plus nombreuses, elles entraînent des péritonites, pleurésies, péri-
cardites. C'est surtout chez ces animaux qu'on trouve l'état

poisseux du sang, la couleur noire, la perte de coagulabilité, la production facile de gaz, qu'on a par trop géné-
ralisés.

Symptômes.

D'ordinaire chez le mouton, par exemple, à part une
élévation de la température de 1 à 2 degrés, on n'observe
rien durant un certain temps, et ce n'est souvent que trois
à quatre heures avant la mort que les symptômes débutent, mais brusquement. Il tremble, chancelle, tombe, la
température s'élève encore, bientôt apparaissent des phénomènes convulsifs, sorte de tétanisation des membres et
du cou. Le pouls devient petit, accéléré et l'animal succombe dans un véritable état comateux, d'ordinaire après
deux ou trois jours.

M. Chauveau a étudié, dans son cours de l'année dernière, la question du mécanisme de la mort, dans la maladie charbonneuse. Les animaux succombent-ils à l'anoxhémie, comme le veut M. Pasteur, ou à l'anémie
cérébrale et pulmonaire, par accumulation des bâtonnets
dans le réseau capillaire, comme le prétend M. Toussaint ?

Il résulte des recherches de M. Chauveau que l'avidité
des bactéridies charbonneuses pour l'oxygène est telle,
que le sang artériel d'un animal, au moment du dernier
soupir, peut ne plus contenir que des traces d'oxygène ;
toutefois ce n'est que dans le cas où la quantité de bactéridies accumulées dans le sang est vraiment prodigieuse.
Mais il arrive parfois que les moutons inoculés meurent du
sang de rate sans présenter au moment de la mort une
notable quantité de bactéridies, alors l'analyse du sang

artériel démontre qu'il contient toujours une proportion d'oxygène suffisante pour l'entretien de la vie. L'anoxhémie n'intervient donc pas nécessairement dans le mécanisme de la mort par le charbon.

De même, pour les obstructions des vaisseaux capillaires par les amas de bactéridies ; beaucoup d'animaux succombent sans qu'il se soit formé trace de ces obstructions dans les organes importants. On n'est donc pas autorisé à considérer cette lésion comme la cause principale de la mort des animaux charbonneux. M. Chauveau pense même que cette cause n'intervient guère efficacement en dehors de certains cas spéciaux où la bactéridie charbonneuse provoque l'explosion d'une pie-mérite hémorrhagique plus ou moins étendue.

Reste, pour expliquer la mort des sujets charbonneux, l'intervention d'un poison spécial résultant de la vie bactéridienne dans l'organisme des victimes. C'est l'hypothèse générale faite par M. Chauveau pour explique la mort dans tous les cas de maladies infectieuses septiques ou septicoïdes. Cette hypothèse, très nettement indiquée en 1871 et 1872 (*Revue scientifique*), formulée avec plus de précision dans les propositions que M. Chauveau se proposait de développer au congrès d'Amsterdam, a déjà reçu la consécration de la vérification expérimentale, en ce qui concerne la maladie charbonneuse. Les expériences de M. Chauveau sont encore inédites, je ne puis qu'en indiquer les conditions et les résultats.

Ces expériences ont été faites dans le but de rechercher ce qui arrive des transfusions de sang charbonneux sur des moutons réfractaires à l'inoculation ordinaire. Or il suffit de la transfusion de 60 à 80 centimètres cubes de sang charbonneux pour provoquer immédiatement les symptômes les plus graves d'empoisonnement : angoisse respiratoire, expiration plaintive, jetage muqueux, évacuations alvines de plus en plus molles et abondantes, diarrhée profuse, prostration, enfin mort plus ou moins rapide. Les bactéridies injectées sont arrêtées en partie par le réseau capillaire du poumon, et se retrouvent, pour une autre partie, après la mort, dans la rate. Il n'en reste que peu ou point dans le sang des artères et des veines. C'est à leur présence dans le poumon qu'il faut sans doute attribuer l'angoisse respiratoire qui marque le début des symptômes. Mais cette angoisse et les autres phénomènes anoxhémiques qui l'accompagnent, ne sont que passagers. Les phénomènes subséquents, la mort qui les suit, ne peuvent s'expliquer que par les propriétés toxiques du sang injecté.

Lorsque la quantité de sang toxique injecté n'est pas assez considérable pour amener une mort rapide, les animaux se rétablissent complètement, ou bien finissent par succomber à des accidents fort intéressants, dont la cause ne réside plus dans les propriétés toxiques du sang, et sur laquelle nous n'avons pas à nous expliquer pour le moment.

En résumé, d'après M. Chauveau, la fermentation bactéridienne donne naissance à une matière toxique, cause principale de la mort des sujets charbonneux. A cette cause peuvent s'ajouter, d'une part, l'anoxhémie due, au dernier moment, à un grand nombre de bactéridies qui existent dans le sang, d'autre part, aux obstructions des vaisseaux capillaires, de ceux de la pie-mère principalement.

CHAPITRE III

CHOLÉRA DES POULES.

Pour trouver des documents sur cette maladie désastreuse qui ravage parfois les basses-cours, et qu'on désigne sous le nom de choléra des poules, il faut arriver jusqu'à l'année 1832.

Grognier a donné une bonne description de l'épizootie qui régna dans les départements de l'Ain et du Rhône en 1832.

A cette époque, cette maladie épidémique fixa l'attention de plusieurs médecins.

Ollivier l'étudia dans le Rhône; Breschet, Carrière, Devilliers, dans la Seine.

En 1849, l'épizootie reparut et sévit pendant deux années sur divers points de la France; dans la Seine et les départements voisins, elle occasionna beaucoup de ravages.

En 1851, elle a été étudiée par MM. Raynal et Renault, qui ont entrepris à cet égard une longue série d'expériences.

Delafond, de son côté, communiqua à l'Académie de médecine, la même année, le résultat de ses recherches.

Depuis cette époque, elle s'est montrée de nouveau sur plusieurs points de la France, mais sans présenter le caractère de gravité des premières épidémies.

On ignorait complètement jusqu'à ces dernières années la cause véritable de cette affection essentiellement contagieuse, et c'est M. Moritz, vétérinaire dans la Haute-Alsace, qui paraît le premier avoir soupçonné qu'elle était produite par un organisme microscopique. Il a été découvert par M. Peroncito, vétérinaire à Turin, en 1878, et enfin retrouvé (1879) par M. Toussaint, professeur à l'École vétérinaire de Toulouse. M. Pasteur, très récemment, en a fait l'objet d'une communication importante à l'Académie de médecine.

Symptômes.

La maladie s'attaque d'abord aux poules, dans une basse-cour, puis aux oies, aux canards, envahissant ensuite les autres espèces de volailles, et même les lapins.

L'invasion est brusque, les symptômes se succèdent si rapidement, qu'on ne les saisit parfois que quelques instants avant la mort.

La volaille perd sa gaieté, devient triste, abattue, se traîne dans sa marche, les ailes sont tombantes, les plumes du corps sont hérissées et lui donnent l'aspect d'une boule.

Beaucoup de poules ont dès le début une diarrhée abondante, séro-muqueuse, d'une odeur infecte ; elle devient blanchâtre, muqueuse, parfois colorée par des stries sanguines. L'appétit est nul, la soif vive.

Les symptômes s'accusent peu à peu : l'animal est très abattu, comme somnolent, le dos est voûté, il se soutient à peine sur ses pattes, la marche devient de plus en plus incertaine, sa crête s'affaisse peu à peu, si l'on écarte les plumes, on constate que la peau présente parfois un aspect violacé.

Dans la station sur place, le corps éprouve un balancement presque continuel, d'un côté ou de l'autre, l'œil se retire dans le fond de l'orbite, la paupière est fermée.

L'affaiblissement va toujours croissant, la poule ne peut plus se soutenir sur ses pattes, elle prend un point d'appui sur le sol, soit avec ses ailes, soit avec son bec ; la crête se tuméfie, devient violacée, et c'est dans cet état de muette agonie que l'animal meurt.

Quelques poules cependant, vers la fin, sont agitées de mouvements nerveux, la respiration devient convulsive, elles agitent les pattes et les ailes, se tordent sur elles-mêmes et meurent dans une crise.

L'autopsie révèle l'existence de lésions diverses du côté des viscères et surtout dans la muqueuse intestinale, qui est fort hyperhémiée et où l'on rencontre fréquemment des ulcérations. Mais nous ne nous arrêtons pas là, car nous avons hâte d'arriver à l'étude du microbe, qui est le point le plus intéressant de la question. M. Toussaint, le premier, a démontré nettement, au moyen de la culture dans l'urine neutralisée, qu'un petit organisme était la cause de la virulence du sang.

M. Pasteur, qui a repris dernièrement ces recherches, et dont nous analysons ici le récent travail, trouve que ce milieu est peu favorable au développement du parasite, et que le liquide le plus avantageux est le bouillon de muscles de poules, neutralisé par la potasse et rendu stérile par une chaleur supérieure à 100 degrés. En quelques heures, le bouillon le plus limpide commence à se troubler et se trouve rempli d'une infinité de petits articles d'une

ténuité extrême, légèrement étranglés à leur milieu. Ils
n'ont pas de mouvement; d'après M. Pasteur, ils font sans
doute partie d'un tout autre groupe que les vibrions, et
il pense qu'ils viendront se placer un jour auprès des
virus inconnus encore dans leur nature, lorsqu'on aura
réussi à les cultiver.

Particularité intéressante, l'eau de levure de bière, uti-
lisée avec tant de succès pour la culture des organismes les
plus divers, est tout à fait impropre à la vie de ce microbe,
il y périt même promptement. N'est-ce point l'image,
comme le fait remarquer M. Pasteur, de ce qu'on observe
quand un protoorganisme se montre inoffensif pour une
espèce animale à laquelle on l'inocule? Autre fait singu-
lier, c'est que l'inoculation chez le cochon d'Inde, qui est
sujet à la maladie, est loin d'amener la mort aussi sûrement
que chez les poules; on n'observe souvent qu'un abcès
plus ou moins volumineux qui, après s'être ouvert, se
referme et guérit sans aucune altération de la santé.

Ces abcès sont tapissés d'une membrane pyogénique et
remplis d'un pus crémeux dans lequel le microbe fourmille
à côté des globules du pus. Il s'y conserve intact, et la
meilleure preuve, c'est qu'un peu de ce liquide inoculé à
des poules provoque chez elles rapidement la mort. Dans
ces conditions, il n'amène donc aucun désordre ni la
mort de l'animal sur lequel on le rencontre, toujours prêt
néanmoins à tuer celui qui en est porteur, si quelque
circonstance fortuite le fait pénétrer dans le sang, ou à
porter la mort chez d'autres espèces.

Ces abcès pouvant se vider à un moment donné, et le
pus se répandre sur les aliments des poules et des lapins,
ceci pourrait faire croire à l'origine spontanée d'une

épidémie dont la cause s'explique bien de cette façon. Et ce qui prouve bien la réalité de cette contagion, c'est que quelques gouttes du liquide de culture déposées sur du pain qu'on donne à manger aux poules suffisent pour faire pénétrer le mal dans l'intestin, où le petit organisme se développe d'une façon prodigieuse et infecte les excréments, nouvelle source de contagion.

Nous devons signaler que la culture répétée du microbe n'affaiblit point sa virulence, non plus que la facilité de son développement chez les gallinacés.

Le point le plus important de la question, et que M. Pasteur a bien mis en relief dans sa communication, c'est que par un certain changement dans le mode de culture on peut arriver à diminuer la virulence de l'organisme infectieux.

Dans le premier état, l'organisme inoculé peut tuer vingt fois sur vingt ; dans le second, il provoque vingt fois sur vingt la maladie, et non la mort.

Dans ces conditions, si l'on prend des poules, qu'on les inocule avec le virus atténué, elles seront simplement malades, et, si après la guérison on revient à l'inoculation du virus infectieux, il ne les tuera pas. La conclusion, ainsi que M. Pasteur le fait remarquer, est la suivante : « La maladie se préserve elle-même, elle a le caractère des maladies virulentes, maladies qui ne récidivent pas. »

L'auteur rapproche ce fait de la variole, qu'on inoculait autrefois, avant la découverte de Jenner, pour préserver de la variole. Il y a cette différence toutefois, que le virus varioleux, de même que les autres, est inconnu dans sa nature, tandis que le virus nouveau est un être animé. La maladie qu'il provoque offre en outre ce caractère

intéressant inconnu jusqu'alors dans les affections virulentes parasitaires : la non-récidive.

Ce caractère établit en quelque sorte une sorte de pont,
comme le fait observer M. Pasteur, entre le terrain des
maladies à virus vivant et celui des maladies vraiment
virulentes dont la vie n'a jamais été constatée.

Aussi M. Chauveau avait-il raison, dans son programme
pour le congrès d'Amsterdam, d'établir avec réserve la
distinction entre ces deux catégories. De pareils résultats
permettent de rapprocher ce virus de celui de la vaccine ;
et en effet le microbe affaibli se comporte comme un vaccin
vis-à-vis de celui qui tue. Ce rapprochement peut être
encore poussé plus loin ; car de même que Jenner reconnut
qu'il pouvait se passer du cow-pox et faire passer le
vaccin de bras à bras sans qu'il prît une virulence plus
grande, de même M. Pasteur a vu que dans un petit
nombre de cultures successives il est vrai, la virulence ne
s'est point exaltée, aussi ajoute-t-il : « On peut croire que
nous avons affaire ici à un véritable vaccin. »

Il est curieux, comme le montre M. Pasteur, d'assister
aux phénomènes qui se passent dans les conditions de
retour à la santé de l'animal à la suite d'inoculations
faites dans les muscles grands pectoraux du cobaye. Le microbe s'y multiplie, le muscle se tuméfie, durcit, blanchit, il
se remplit de globules blancs sans suppuration véritable.
Bientôt ses éléments se désagrègent et l'organisme est arrêté
dans son développement à mesure que la partie nécrosée se
réunit dans une petite cavité où elle s'isole. On peut par une
incision extraire le séquestre, et la petite plaie se cicatrise
rapidement. Si l'on réinocule cette poule ainsi traitée, la
lésion locale sera insignifiante, ce qui tient à un déve-

loppement presque nul du microbe ; dans ce dernier cas, il semble donc que le muscle, après sa guérison, est devenu pour ainsi dire impuissant à cultiver le microbe, « comme si ce dernier avait supprimé dans le muscle quelque principe que la vie n'y ramène pas ».

M. Pasteur termine sa communication en montrant les conséquences principales de pareils résultats : «d'une part, l'espoir d'obtenir des cultures artificielles de tous les virus ; de l'autre, une idée de recherche des virus vaccins des maladies virulentes qui ont désolé et désolent si souvent encore l'humanité, et sont, de plus, une des grandes plaies de l'agriculture. »

Avant de terminer sur le choléra des poules, il est peut-être utile de faire un rapprochement entre cette maladie et celle que M. Toussaint a décrite en 1878 (*Comptes rendus de l'Académie des sciences*, t. LXXXVII, p. 69). M. Toussaint a réussi à transmettre du cheval au lapin, indéfiniment, un vibrionien ponctiforme aérobie, qui paraît avoir beaucoup de ressemblance avec celui du choléra des poules. Est-ce le même? C'est difficile, disons plus, impossible à décider dans l'état actuel de nos connaissances. Il est probable que ces faits de M. Toussaint, comme ceux de MM. Leplat et Jaillard, de M. Davaine sur la *maladie de la vache*, sont de même ordre et de même nature. Mais il reste à élucider cette question de nature. Attendons les faits nouveaux, qui nous apprendront s'il faut rattacher l'agent de ces infections au *vibrion septique* de Pasteur, qui est anaérobie, ou à celui du choléra des poules, qui est aérobie.

CHAPITRE IV

INFECTION EXPÉRIMENTALE PRODUITE CHEZ LE LAPIN,
PAR MM. COZE ET FELTZ, D'UNE PART,
ET DAVAINE DE L'AUTRE.

MM. Coze et Feltz ont eu le mérite les premiers de produire, au moyen de l'injection de matières putrides, une infection éminemment transmissible par simple inoculation du sang. L'agent serait un microbe figuré par eux ; mais quelle est sa nature? Ils ne l'ont recherché que dans le sang. Tel qu'il est décrit, il ne ressemble en rien au vibrion septique de M. Pasteur ; par suite, il faut certainement, comme le dit M. Chauveau, regarder cette infection comme étant différente de celle décrite par ce dernier. Ne serait-elle pas plutôt identifiable à celle qui constitue le choléra des poules? Il offre certainement plus de ressemblance avec le microbe de Coze et Feltz qu'avec celui qui a été décrit par M. Toussaint. M. Chauveau pourtant est d'avis qu'il ne faut pas hésiter à le considérer comme un organisme à part, et la maladie mortelle qu'il détermine comme une infection septicémique spéciale.

MM. Coze et Feltz ont suivi la marche que nous allons décrire : ils se sont servi, dans leurs premières expériences, de liquides putrides atténués par de l'eau distillée et filtrés avec soin, de façon que des particules solides ne s'y trouvassent pas mêlées. L'injection était faite chez

l'animal (lapin surtout) dans une veine, et dans la proportion de 5 à 6 centimètres cubes. La mort arrivait le
plus souvent entre 30 et 240 heures ; par le procédé des
injections sous-cutanées, elle était beaucoup plus tardive,
mais tous les lapins ont succombé, tandis que deux de la
première série (14) se sont remis, toutefois après des
symptômes graves. Par la voie rectale, l'estomac, ils ont
obtenu des résultats à peu près analogues ; ce qu'il faut
noter, cependant, c'est que les injections dans la trachée
n'ont presque jamais abouti à déterminer une intoxication
d'une certaine gravité.

MM. Feltz et Coze ont constaté que l'inoculation ou
l'injection de matières putrides ne se borne pas à produire l'infection, mais qu'un animal intoxiqué est capable
de la reproduire avec tous ses caractères. Ils ont pu, au
moyen de générations successives, se convaincre que les
éléments actifs des dernières sont bien plus énergiques
que les matières putrides elles-mêmes. Ainsi il faut beaucoup plus de temps pour tuer un animal avec les substances en putréfaction que par l'inoculation de sang d'un
animal infecté.

Les animaux ont présenté les symptômes suivants : élévation thermique allant de 39, température normale chez
le lapin, à 42 degrés. Aux approches de la mort, chute
parfois considérable de la température au-dessous de
30 degrés. Il existe une dyspnée marquée causée par du
catarrhe bronchique, et vers la fin une gêne extrême
de la respiration, une véritable asphyxie ; on constate
parfois, du côté des sécrétions, de l'albuminurie, une
diarrhée abondante.

Au point de vue de l'état général, il existe de l'affaiblissement, du tremblement, puis bientôt la maladie marchant, l'animal s'étend sur le flanc et meurt en poussant quelques cris plaintifs.

Les désordres, en pareil cas, portent plutôt sur le sang que sur les tissus eux-mêmes, la mort arrivant trop promptement pour que ces derniers aient eu le temps de se produire.

L'examen du liquide nourricier, fait plusieurs fois durant la vie, leur a montré les particularités suivantes : une coagulabilité plus grande, des altérations des globules rouges, qui sont diffluents, s'agglutinent entre eux, présentent des dentelures en roue de moulin. Les globules blancs ont paru augmentés de nombre et de volume, enfin, il existe constamment des infusoires dans le sang.

Quant aux lésions des organes, elles s'accusent par des congestions et des extravasations sanguines du poumon, par de la dégénérescence graisseuse du foie et du rein.

Dans d'autres séries d'expériences, MM. Coze et Feltz ont opéré en suivant les mêmes procédés avec du sang provenant de malades atteints de fièvre typhoïde, de scarlatine, de variole, de fièvre puerpérale. Ils ont fait naître sur le lapin des accidents d'infection semblables à ceux que produisent les injections de substances putrides dans la jugulaire ou la peau.

Comment interpréter ces divers résultats ? A-t-on affaire en pareil cas à des septicémies différentes ? Ces auteurs paraissent considérer le microbe trouvé dans le sang comme étant différent dans chaque maladie et comme un agent spécifique de cette maladie. La discussion à laquelle M. Chauveau a soumis cette dernière opinion, en ce qui concerne la variole, démontre qu'elle ne peut être exacte, que dans cette dernière on ne trouvait que des granulations moléculaires, jamais de protoorganismes. Très probablement on a affaire, dans ces cas divers, à une seule et même affection septicémique. Les caractères figurés des microbes, dont on peut très bien se rendre compte en examinant à la loupe les planches de MM. Coze et Feltz, les caractères de l'infection qui suit l'inoculation, et des lésions consécutives, sont, en effet, analogues, sinon tout à fait identiques, à ceux de l'infection putride proprement dite.

M. Davaine, dans une communication à l'Académie de médecine (1872), qui a été l'objet de nombreuses discussions que nous ne saurions transcrire entièrement ici, annonçait qu'il avait pu produire aussi chez le lapin l'infection septicémique indéfiniment transmissible. Burdon Sanderson, du reste, de concert avec le docteur Klein, avait aussi montré, après MM. Feltz et Coze, l'activité considérable d'un liquide purulent introduit dans la cavité péritonéale d'un cobaye et dont on se servait après un séjour de quarante-huit heures dans cette cavité.

M. Davaine a montré que si l'on peut apprécier la puissance du virus après transmission chez un animal vivant par la durée de la survie, il est possible d'arriver au même résultat par la quantité du liquide qui suffit à déterminer la mort. Sous ce rapport, il a constaté une notable différence entre l'activité du sang putréfié à l'air libre et celle du sang de l'animal inoculé. Il injecte, dans le tissu cellulaire sous-cutané, une quantité déterminée de liquide, au moyen de la seringue de Pravaz. S'il s'agit d'une fraction de goutte,

par exemple un dixième, un vingtième, etc., il mêle
une goutte de sang à dix, vingt gouttes d'eau et ainsi de
suite, de cette façon on a des fractions de plus en plus petites et exactement dosées.

Sur 68 cobayes, chez lesquels il injecta une à dix gouttes
de sang, 43 ont survécu, 25 sont morts; sur 48 lapins,
soumis à des doses analogues, 22 ont survécu, 26 ont été
tués. La limite extrême, pour les fractions de goutte, a
été de un quarantième pour le cobaye, un deux–mil-
lième pour le lapin.

Il en est autrement du sang rendu septicémique,
c'est-à-dire pris sur l'animal qui a succombé à l'inoculation du sang putréfié. Dans cette seconde série d'expériences, le sang du cœur d'un lapin, mort par inoculation
de sang putréfié, injecté dans le tissu cellulaire à trois
autres, les tua dans l'espace de trente à quarante heures
à la dose d'une à quatre gouttes.

En suivant la même méthode, à la cinquième génération les animaux mouraient avec un centième de goutte
en moins de vingt heures.

A la dixième génération, on peut tuer un lapin avec un
vingt-millième de goutte; à la vingtième avec un cent-mil-
lionième. En poussant jusqu'à la vingt-cinquième génération, le lapin est tué avec un cent-trillionième de
goutte.

Sans vouloir contredire les expériences précédentes,
M. Bouley doute fort que les conclusions qui ont été posées
par M. Davaine soient applicables aux grands animaux et à l'homme. M. Colin a prouvé, du reste, que le
mouton est insensible à des doses déjà appréciables. Il
rappelle encore, à l'appui de cette idée, des faits tirés de

la putréfaction du placenta chez les vaches, des piqûres que se font les vétérinaires en opérant des chevaux atteints de gangrène traumatique accompagnée d'infection putride, et qui ne produisent aucun phénomène d'intoxication chez l'opérateur.

Dans une nouvelle communication, M. Davaine examine : 1° si la septicémie expérimentale dont il s'occupe envahit indistinctement tous les animaux ou si elle est spéciale à quelques espèces ; 2° quelle est la condition de la virulence extrême du sang putréfié inoculé au lapin.

Il répond à la première question par le relevé de ses expériences qui montrent qu'il s'agit d'une question d'espèce et non de masse. En effet, M. Davaine a vu des animaux plus petits que le lapin, comme le cobaye et le rat, résister à des doses déjà relativement fortes.

Quant à la seconde, le fait que la virulence diminue avec le progrès de la putréfaction semble montrer que ce résultat est dû au dégagement des gaz ammoniacaux provenant du sang putréfié.

Chez l'animal vivant, ces gaz s'éliminent rapidement par l'intestin, les urines, et l'élément septique est ainsi épargné. Or, on peut jusqu'à un certain point réaliser les conditions de l'organisme vivant, en soumettant le sang putréfié à l'air libre à une température analogue à celle de l'animal : 37 à 38 degrés.

Dans ces conditions, il obtient d'emblée la virulence que le premier ne possède qu'après un certain nombre de générations.

Par suite, dit M. Davaine, la septicémie que nous obtenons n'est qu'une putréfaction dans un organisme vivant.

Or, la putréfaction n'est qu'une fermentation survenant, comme l'a montré M. Pasteur, sous l'influence des vibrioniens.

M. Verneuil voudrait qu'on fît ressortir d'une façon toute particulière la portée énorme des expériences de M. Davaine, qui viennent confirmer celles qui avaient été faites déjà par Feltz et Coze. Ce qui le frappe surtout, c'est la culture des virus, fait qui, d'après lui, pourrait servir à jeter un jour nouveau sur l'histoire des épidémies : un individu atteint d'une affection épidémique, crée un foyer d'infection qui augmente d'intensité à mesure que la maladie se propage d'un individu à un autre.

M. Bouley a répété les expériences précédentes avec du sang provenant d'une poule morte de la maladie appelée choléra des poules, et avec le même succès, chez les lapins. Des inoculations faites à des brebis, chevaux, n'ont rien produit de bien appréciable. Devant ces faits et d'autres de la même nature, rapportés par M. Tillaux (chiens inoculés), M. Davaine restreint de plus en plus la question; il s'agit simplement pour lui d'une maladie particulière au lapin, qui donne à son sang des propriétés d'une virulence extrême.

Citons encore deux faits intéressants, rapportés l'un par M. Davaine, l'autre par M. Bouley : Dans le premier, il s'agit d'une septicémie spontanément développée chez une vache dont le sang, inoculé à des lapins, a pu reproduire la septicémie transmissible. L'autre est un cas de gangrène traumatique chez un cheval, affection produite par la putréfaction du sang dans la plaie ; or, le sang de cet animal, quoique mourant des suites d'une infection putride, n'a donné aucun résultat d'inoculation chez le lapin et le cheval.

M. Davaine communique, dans la séance du 24 décembre, de nouveaux résultats qui ont bien leur importance. Il est question tout d'abord d'une inoculation faite sur un lapin, avec de la sanie provenant de gangrène pulmonaire d'un malade de M. Lancereaux. Fait curieux, le lapin ne présenta rien ; mais, son sang, dans la proportion d'un millionième de goutte, tua trois lapins, ce qui démontre bien l'influence de la culture. Vient une autre série d'expériences, faites avec du sang pris chez des typhiques, et qui, d'emblée, à la dose d'un millionième de goutte, a pu reproduire la septicémie chez le même animal.

M. Bouley, répondant à un réquisitoire en règle de M. Chassaignac contre la théorie de la septicémie, dit « qu'après avoir été saisi d'étonnement comme Néron devant les merveilles de Junie, et voire même d'incrédulité, il s'est rendu tout à fait à l'évidence, en face des expériences que M. Davaine a bien voulu répéter devant lui. » Il donne ensuite des résultats intéressants au sujet de la septicémie chevaline. De sa première série de faits, il ressort que le sang d'un cheval mort d'une septicémie, suite de gangrène traumatique, possède une certaine virulence, démontrée par la mort de deux lapins et celle d'un cheval morveux inoculés.

Mais la virulence de cette septicémie chevaline s'est éteinte rapidement, puisque le sang de ces derniers est resté sans effet sur d'autres animaux ; mêmes résultats dans sa deuxième série : ainsi, la septicémie chevaline pourrait être opposée comme bénignité à celle du lapin. M. Bouley croit de l'intérêt de l'Académie de connaître les résultats des expériences de M. Leblanc, sur la transmission des septicémies d'une espèce à l'autre. C'est, d'une part, la communication au chien de la septicémie du lapin, puisque sur trois chiens inoculés, l'un a été gravement atteint, les deux autres ont présenté quelques signes généraux seulement ; de l'autre, un commencement de démonstration, qui prouve que ce n'est pas seulement chez le lapin que l'infection putride se traduirait par l'activité virulente du sang, car l'inoculation de la septicémie du chien, pratiquée sur un lapin et trois chiens, a produit la mort du premier, du malaise chez les autres.

« Et nunc erudimini, dirai-je en terminant, à ceux qui nient la septicémie ! » ajoute l'auteur.

M. Davaine dans la séance du 28 janvier, après quelques considérations sur les éléments nécessaires à la putréfaction, émet devant l'Académie l'idée que le lapin, vu sa sensibilité aux agents septiques, pourrait servir de réactif pour démontrer si un homme ou un animal a été la proie de la putréfaction durant la vie.

M. Davaine revient ensuite sur ses expériences faites avec du sang typhique, paraissant confirmer les observations de M. Tigri, qui, il y a quelques années, prétendit avoir constaté des infusoires, du genre *Bacterium*, dans le sang d'individus atteints ou morts de fièvre typhoïde. Dans tous les cas, il n'a reconnu entre la septicémie typhoïde et la septicémie produite par l'inoculation de matières organiques putréfiées aucune différence.

M. Béhier fait part à son tour des différentes recherches auxquelles il s'est livré, de concert avec M. Liouville, à propos de la septicémie expérimentale. La plupart ne sont qu'une répétition de celles de Davaine, et nous pouvons résumer en quelques lignes le récit détaillé de ces expériences : Les lapins sont morts moins promptement et pour, un certain nombre, le délai a été si long, qu'on s'est demandé si l'inoculation était bien la cause de la mort.

Chez tous, on a trouvé des lésions de divers organes, que M. Davaine passe tout d'abord sous silence, et qu'il prétend ultérieurement avoir aussi constatées, sauf pourtant la présence des bactéries. Ce sont des altérations du poumon, du foie, de la rate, consistant le plus souvent en congestions, infarctus, extravasations, etc. Le sang a toujours été trouvé altéré; on y rencontrait, en outre, des corpuscules arrondis et des bâtonnets, animés de mouvements plus ou moins énergiques et rapides. Ce sont des résultats identiques, on le voit, à ceux observés déjà par MM. Coze et Feltz.

Jamais la température normale des animaux en expérience ne leur a paru aussi basse qu'à M. Davaine; elle s'est élevée dès les premiers accidents à 40-41 degrés, pour baisser à 35° 32° au moment de la mort. Leurs expériences dans tous les cas confirment celles de cet auteur relativement à la nocuité des faibles doses, mais dans des proportions qui ne leur sont pas comparables. Dans une série faite avec du sang pris chez des typhiques, et dans lequel se trouvaient d'ailleurs des protoorganismes, ils ont obtenu la mort avec des injections au 20/1000 ; ils ont produit les mêmes effets avec le liquide du péritoine et des selles diarrhéiques inoculé à d'autres animaux.

M. Vulpian, de son côté, fait part à l'Académie des faits qu'il a constatés dans des conditions analogues. Les résultats de sa première série d'expériences, exécutées avec du sang altéré, confirment celles de M. Davaine, soit au point de vue de la rapidité de la mort, soit de l'augmentation de la virulence par culture, mais dans des proportions moins infinitésimales, puisqu'il n'a pas réussi au delà d'un billionième de goutte de sang dilué. Il a noté, comme M. Béhier, la présence de quelques bactéries dans le sang de l'animal vivant et constamment des lésions à l'autopsie : congestion marquée des organes qui contiennent des bactéries, sérosité dans le péricarde et la plèvre. M. Vulpian dit qu'il ne saurait refuser aux vibrions et aux corpuscules immobiles ou mobiles un rôle très important. D'après lui, s'ils ne sont pas le contage même du sang infectieux, il est tout au moins nécessaire qu'ils s'y trouvent pour provoquer les altérations que subit le liquide. Il a constaté que les corpuscules du sang de chien putréfié n'ont pas la même forme que ceux des lapins morts de septicémie expérimentale, et il est probable, selon lui, que cette différence de forme est en rapport avec leur différence d'action. Les expériences avec le sang des typhiques ne lui ont pas donné les succès de M. Davaine. Douze essais d'injection n'ont pas une seule fois déterminé la mort par septicémie chez les lapins inoculés.

M. Vulpian fait observer que la différence des résultats observés à la suite d'injections de sang putréfié septicémique, s'explique bien par le nombre des bactéries qui est minime dans le premier cas, innombrable au contraire dans le dernier.

D'ailleurs, le sang des typhiques ne contient pas constamment ou du moins à toutes les périodes des bactéries. On les y rencontre surtout à partir de l'ulcération des plaques de Peyer.

M. Colin donne lecture de son travail intitulé : *Nouvelles recherches sur l'action des matières putrides et sur la septicémie.*

Dans un premier chapitre, il étudie les doses capables de

produire une affection mortelle, arrive aux mêmes résultats
que M. Davaine, mais non cependant avec des proportions
aussi minimes de liquide. Il emploie d'emblée la masse
d'eau voulue pour faire la dilution et lui fait jouer un rôle
dans l'activité du virus, comme facilitant la dissémination
des parties inoculées.

Chez le chat, le chien, l'agneau, l'âne, la brebis, le
cheval, il n'a rien obtenu. Il faut donc qu'il y ait une aptitude de l'espèce, ce qu'avait déjà dit M. Davaine.

Dans la seconde partie, il étudie les différents liquides
de l'économie, le pus et les tissus altérés par la putridité ou
la septicémie au point de vue de la différence d'activité.

Le troisième chapitre comprend l'examen des produits
volatiles émanés des sujets septicémiques relativement
à leur nocuité; ses expériences ne paraissent pas confirmer le fait de la contagion en pareil cas.

Le dernier chapitre est consacré à l'étude des voies
d'absorption. Les faits ne lui démontrent guère l'absorption
par la muqueuse gastro-intestinale : en effet, toutes les
fois qu'il a constaté des phénomènes de septicémie à la
suite d'injection soit de sang, soit d'autres débris pris
chez des animaux septicémiques, il a trouvé des parcelles
dans les voies aériennes ; c'est donc par ces dernières que
l'absorption se ferait surtout d'après lui. Des chèvres,
brebis, agneaux, chiens, ont reçu, à diverses reprises, du
sang, des morceaux de lapins septicémiés, sans que leur
santé en ait été altérée ; il en est de même, du reste, avec
les substances simplement putréfiées.

Du sang et du tissu musculaire d'un lapin septicémié pris
dans l'estomac, après onze heures de digestion, ont pu
causer la mort par inoculation. Mais le contenu de l'intes-

tin après seize heures de digestion, pris à 20 centimètres du pylore, n'ont rien produit en pareil cas.

Ainsi, dit M. Colin, l'absorption ne s'est point faite dans nos expériences et le suc gastrique paraît n'exercer qu'une action bien lente sur les matières putrides ou septiques. Peut-être les microbes trouvent-ils dans le milieu acide de l'estomac les conditions d'existence qu'ils avaient dans les tissus.

Il faut dire qu'à côté de cela, Coze, Feltz et beaucoup d'autres expérimentateurs ont prouvé l'absorption possible par la muqueuse digestive.

Telle a été la série des nombreux faits présentés à l'Académie et des nombreuses discussions auxquelles a donné lieu leur interprétation.

Ce que nous devons retenir de tout ceci, c'est surtout la septicémie si remarquable obtenue chez le lapin et dont, jusqu'à présent, on n'a donné aucune explication bien plausible. M. Pasteur croit dès aujourd'hui que cette infection est celle qu'il produit avec son vibrion septique, et que les qualités septiques de cet organisme ont seules empêché de le trouver dans le sang, et de fait, M. Davaine n'a pu parvenir à l'y découvrir.

M. Toussaint (communication orale) pense au contraire que cette infection n'est autre que le choléra des poules. Avec cette dernière opinion on s'expliquerait peut-être mieux la prodigieuse virulence du sang, car le nombre des organismes visibles de ce fluide dans le choléra des poules est souvent quatre à cinq fois plus considérable que celui des globules rouges, ce qui donne pour une goutte de sang près d'un milliard de microbes.

CHAPITRE V

INFECTION SEPTICÉMIQUE DUE AU VIBRION SEPTIQUE

DE PASTEUR.

Quelques expérimentateurs avaient opposé, à la théorie de la bactéridie du charbon si bien démontrée par M. Davaine, des faits dans lesquels on ne retrouvait cet organisme ni sur l'animal dit charbonneux, ni sur le sujet des inoculations. Mais les travaux de MM. Pasteur, Joubert et Chamberland ont montré bientôt qu'il ne s'agissait plus de la même maladie, mais d'une autre affection, elle aussi inoculable et infectieuse.

Les désordres qu'elle provoque se rapprochent de ceux occasionnés par le charbon, ils s'en distinguent pourtant par plusieurs points.

Ainsi à la suite d'inoculations on voit survenir sur différentes parties du corps, notamment au niveau des aines et des aisselles, des poches gazeuses qui ne s'observent jamais dans l'affection charbonneuse. De plus, sur les animaux qui en sont atteints, les microbes se développent en grand nombre dans le péritoine, les muscles, et ne passent qu'en dernier lieu dans le sang, ce qui explique pourquoi ils ont pu échapper aux investigations de ceux qui les y recherchaient.

Le microbe est un long filament mobile, serpentant au milieu des globules, mais difficile à voir à cause du peu de différence qui existe entre son degré de réfringence et celui du sérum où il nage ; on l'observe très bien dans une goutte du liquide qui baigne les muscles.

Ce vibrion a-t-il avec la septicémie les mêmes rapports que la bactéridie avec le charbon? Le seul moyen de trancher la question était de le cultiver dans des liquides appropriés, et de chercher à voir si inoculé à un animal il reproduisait les symptômes de la maladie dont un autre était mort. MM. Pasteur, Joubert et Chamberland échouèrent tout d'abord dans leurs tentatives ils constatèrent que les cultures faites à l'air libre ne donnaient aucun résultat, tandis que dans le vide absolu ou l'acide carbonique le développement se faisait rapidement. Les liquides ainsi préparés, inoculés à des lapins, produisaient une septicémie rapidement mortelle. Ainsi la septicémie aurait pour agent spécifique le vibrion septique, et le charbon la bactéridie.

Les cultures précédentes montrent en effet qu'il existe entre ces deux agents une différence notable : l'un, la bactéridie, a besoin d'un milieu aéré, oxygéné, pour vivre, c'est un aérobie ; l'autre, au contraire, est un anaérobie, le corpuscule en définitive, qui se montre dans la première période des fermentations.

Les auteurs que nous venons de citer pensent qu'il s'agit ici du vibron de la putréfaction commune, son activité, en effet, s'accompagne de la production des gaz hydrogène, azote, et de gaz putrides, expliquant la production des poches celluleuses dont nous avons déjà parlé.

Le microbe en question existe au moins à l'état de germes dans les eaux communes, et c'est lui qui rend infectieux le sang des veines abdominales dans les cadavres de chevaux asphyxiés et conservés pendant vingt-quatre heures par un temps chaud.

MM. Pasteur, Joubert et Chamberland considèrent la septicémie comme une putréfaction durant la vie. Dans tous les cas, d'après eux, ce ne serait pas une maladie unique : autant de variétés de vibrions, autant de septicémies graves ou bénignes.

CHAPITRE VI

SEPTICÉMIE PAR INJECTION A DOSES ÉLEVÉES.

Dans tous les faits qui viennent déjà d'être exposés on a affaire à une véritable infection du sang par pullulation de microbes spécifiques engendrant dans le sein même de l'organisme où ils se développent le poison qui le détruit. De plus, cette infection, comme nous l'avons vu et comme l'ont montré Coze, Feltz et Davaine, est indéfiniment transmissible d'animal à animal par inoculation successive du sang à doses quasi infinitésimales.

Nous arrivons ici à une série de faits bien différents : il s'agit d'infection putride sur des animaux autres que le lapin, par injection [dans le sang de doses massives de matières septiques.

C'est Gaspard, nous l'avons vu déjà, qui a été l'initiateur des expériences de ce genre, et les auteurs qui l'ont suivi n'ont fait que l'imiter. M. Colin les a reproduites aussi récemment. Elles ont porté sur des animaux carnivores et les ruminants, et l'on s'est servi de substances végétales ou animales en putréfaction.

Les symptômes étaient d'autant plus intenses que de

plus grandes quantités de matières avaient été introduites chez les sujets d'expérimentation. Toutefois les liquides animaux putrides paraissaient agir plus énergiquement que les végétaux.

L'introduction avait lieu principalement dans les veines; cependant le mode d'action variait parfois, puisqu'un certain nombre d'injections furent faites dans le tissu conjonctif et les cavités séreuses.

Nous commencerons par indiquer les expériences qui ont été faites avec des doses moyennes et ont permis à l'animal de vivre assez longtemps pour que l'autopsie présentât des lésions manifestes. Ce sont, du reste, les conditions du plus grand nombre des expériences de Gaspard.

Symptômes consécutifs aux injections.

Dans les cas de doses moyennes les animaux étaient tranquilles, abattus, avaient des hoquets, perdaient l'appétit, la respiration et le pouls étaient plus rapides, ce dernier était aussi plus faible. Dans ces conditions ils se rétablissaient au bout de deux à trois heures. Si les doses de substances putrides étaient plus fortes, il se produisait du malaise suivi d'une prostration grande. Bientôt survenaient des vomissements, de la diarrhée. Les fèces, abondantes, devenaient, dans la période la plus avancée, très liquides, gris blanchâtre, mêlées de caillots sanguins; respiration insensible, pouls de plus en plus petit, raideur des membres, opisthotonos, ténesme vésical. Mort des animaux le plus ordinairement dans les deux ou trois premiers jours.

Lésions consécutives aux injections.

Les cadavres des animaux présentent une putréfaction rapide, ainsi que l'a parfaitement constaté Panum; Hemmer même prétend avoir observé avant la mort un certain processus de décomposition.

Les données que nous possédons sur l'état du sang sont très variables suivant chaque auteur; cependant, d'une façon générale, on peut dire qu'il existe une modification considérable. Sa couleur est foncée, noirâtre ; il est poisseux, la coagulation se fait difficilement alors même qu'il reste exposé un certain temps à l'air; il a de la tendance à transsuder au dehors des vaisseaux et à imbiber les tissus. Vogel et Schérer prétendent avoir constaté que sa réaction est devenue acide. Quant aux examens chimiques et microscopiques dit Hueter, ils laissent beaucoup à desirer, et il est à souhaiter qu'on se livre à de nouvelles recherches sur ce point.

Les muscles présentent une couleur plus foncée, et quelques-uns sont atteints de dégénérescence granulo-graisseuse.

L'état des centres nerveux a donné lieu à des résultats assez contradictoires : tandis que Gaspard ne note aucune altération, Dupuy et Trousseau, au contraire, ont constaté une hyperhémie notable des méninges et du tissu nerveux, alors que Hemmer, d'un autre côté, n'a rien trouvé.

Le cœur ne paraît point notablement modifié, sauf quelques extravasations sanguines, mais les ecchymoses de l'endocarde et du péricarde, de l'avis de tous, sont très communes.

Même aspect du côté du poumon, qui est volumineux.

fortement congestionné. Il ressort d'une façon générale des observations faites par les expérimentateurs, que dans les injections de liquides putrides on ne trouve pas de lésions métastatiques. Hueter fait observer que dans les faits de Bayle, Sédillot, Velpeau, on s'était servi de liquides tenant en suspens des particules plus ou moins grossières. O. Weber qui a toujours employé des liquides filtrés, n'en a jamais constaté, pourtant Billroth rapporte un cas d'abcès métastatiques dans les poumons ainsi que dans la rate.

Mais c'est principalement du côté du tube digestif que se passent les modifications les plus importantes, ce qui n'a rien d'étonnant quand on songe aux diarrhées choléri-formes que présentent les animaux. L'estomac offre à l'examen de petites taches hémorrhagiques, et Panum même a trouvé des exulcérations. La muqueuse intestinale est épaissie, sa couleur est livide, parsemée de points noirs. Otto Weber a trouvé aussi une inflammation intense qu'il compare à celle de la dysenterie ou du choléra. Les glandes de Peyer sont augmentées de volume, et parfois le siège d'ulcérations ; enfin les mêmes caractères s'observent aussi dans les glandes solitaires.

La rate est gonflée et le siège d'une hyperhémie intense, les corpuscules de Malpighi sont plus saillants que d'habitude ; cette hyperhémie se retrouve aussi dans le foie, qui présente, par places, des points de dégénérescence graisseuse. Hueter fait remarquer que la lésion la plus accusée, la plus constante, est l'entérite qu'il appelle septicémique, elle explique aussi la constance des phénomènes diarrhéiques.

Mécanisme de la mort.

Comment survient la mort en pareil cas ? C'est une question qui a donné lieu à de nombreuses discussions comme nous allons le voir.

Déjà Magendie, en 1815, avait tenté de se rendre compte de la nature du poison actif de la putréfaction. Chez des animaux exposés aux émanations fétides de matières animales en voie de putréfaction, il ne constata que des troubles légers, tout au plus paraissaient-ils tristes, un peu abattus. Magendie en concluait à la non-toxicité des produits gazeux de la fermentation putride.

Gaspard chercha de son côté dans quelques-unes de ses expériences à pénétrer le mécanisme de la mort des animaux qu'il tuait avec les substances putrides dont nous venons de parler.

Il introduisit dans les veines certains produits qui se forment dans la putréfaction, mais qu'il obtenait par voie chimique, ses injections d'acide carbonique, d'hydrogène ne donnèrent lieu à aucun phénomène. Il n'en fut pas de même avec l'ammoniaque, qui causait constamment la mort, au milieu d'hémorrhagies intestinales, mais sans que l'animal présentât les signes habituels de la septicémie.

Billroth, de son côté, fit faire par Hufschmidt des expériences analogues, avec cette différence que les liquides étaient introduits dans le tissu cellulaire sous-cutané. Le sulfure de carbone amena une légère augmentation de température, la leucine fit monter le thermomètre de 1 degré localement, le sulfhydrate d'ammoniaque produisit des phlegmons qui guérirent assez rapidement, le carbonate d'ammoniaque une inflammation gangréneuse assez limitée. Billroth conclut de ces résultats que le poison pyrogène et phlogogène de la sérosité putride et du pus putride n'est pas un corps volatil, mais qu'il est de constitution moléculaire.

Bœck, d'une autre part, démontre les propriétés toxiques du carbonate d'ammoniaque.

Weber fait de nombreuses injections dans les veines avec les divers composés chimiques qui sont contenus dans les liquides en putréfaction. Il attribue une partie des accidents septiques à l'hydrogène sulfuré. Cependant, comme il n'existe pas constamment dans les liquides virulents, et que, d'un autre côté, on ne reproduit pas avec lui la vraie septicémie expérimentale, il pense que l'action toxique des substances putréfiées n'est pas due à un corps simple, mais à une substance de composition et de nature complexes. D'un autre côté, on a cherché à étudier le poison septique dans son ensemble et l'on a attribué la puissance toxique à une substance chimique définie.

Ainsi Bergmann, d'après ses recherches, arrive aux conclusions suivantes :

1° L'action toxique des substances organiques putréfiées n'est pas due à des organismes inférieurs animaux et végétaux. La substance toxique résiste à l'action de l'alcool, de l'éther, elle traverse le filtre et résiste à une température prolongée de 100°. Cette substance n'est pas de nature moléculaire.

2° Les effets toxiques doivent être attribués à l'action d'une substance azotée qui se forme dans la putréfaction et qui est diffusible. Ce n'est pas une substance protéique, elle se trouve dans les liquides non albumineux.

Pour Scherer et Virchow, il y aurait dans les substances septiques une matière chromogène donnant une coloration rose avec l'acide nitrique. L'intensité de la coloration serait en relation directe avec la puissance toxique.

Bergmann, après une longue série de manipulations chimiques, l'isole sous forme d'aiguilles cristallisées minces pouvant conserver durant longtemps toute leur activité, et reproduire, d'après lui, les symptômes de la septicémie.

Mentionnons que récemment Klebs a considéré ce poison comme isomère de la caséine.

Panum termine ses expériences par les conclusions suivantes sur la nature du poison septique, conclusions qui ont été confirmées dans leurs parties essentielles par les recherches de Hemmer et de Stich :

1° Le poison septique n'est pas volatil, il reste parmi les résidus de la distillation.

2° La coction prolongée durant onze heures n'arrive pas à le détruire.

3° Il est insoluble dans l'eau, l'alcool absolu.

4° Les substances albuminoïdes contenues souvent dans la sérosité putride ne sont pas des poisons, mais elles condensent le poison à leur surface.

5° Ce poison est comparable comme intensité au curare, aux alcaloïdes, au venin des serpents.

Depuis, on s'est occupé beaucoup du poison septique, qui n'était pour Bergmann que du sulfate de sepsine, Schmidt et Petersen ont retrouvé la sepsine de Bergmann, Zucher et Sonnenschein ont découvert un alcaloïde qui serait doué de propriétés très actives.

Thin et Clémenti, au moyen du dialyseur, auraient pu

constater qu'il est dialysable, ce qui prouverait qu'il n'est ni protéique ni moléculaire.

'Il est certain qu'en face de l'autorité des auteurs que nous venons de citer on ne saurait mettre en doute l'existence des poisons cristallisés que nous venons d'énumérer, mais on peut toujours se demander s'ils ont reproduit le type de la septicémie dont il est question ici, de la septicémie observée par Gaspard. **M.** le professeur Chauveau a démontré que ce sont les éléments figurés surtout qui sont les agents actifs des liquides putrides capables de faire naître des phénomènes septicémiques. Voici comment il s'exprime : « Une filtration efficace enlevant au pus putride toute activité phlogogène évidente il n'y a pas à chercher dans les produits dissous de la putréfaction la cause fondamentale de la propriété irritante que manifestent les substances putrides. Ce sont nécessairement les débris corpusculaires de matières animales, avec les microzymas, qui représentent les agents producteurs des processus inflammatoires. L'inactivité ou le peu d'activité phlogogène des humeurs putrides filtrées n'implique pas nécessairement la non-participation des produits de la fermentation putride, et en particulier du poison septique, produits dissous dans la sérosité filtrée, à la production des effets inflammatoires qu'engendre le pus putride. Si ces produits dissous ne contribuent pas directement à cette formation, ils y concourent peut-être indirectement, soit en aiguisant l'activité phlogogène propre aux éléments corpusculaires, soit en modifiant la nutrition des tissus avec lesquels l'humeur putride est en contact, dans un sens qui disposerait ces tissus à éprouver une plus forte impression de la part des éléments inflam-

matoires proprement dits. Mais la démonstration du fait
est tout entière à faire. De toute manière il n'en resterait
pas moins prouvé que dans le pus putride, comme dans le
pus sain, les véritables agents phlogogènes sont les éléments corpusculaires que les liquides tiennent en suspension. »

On le voit, M. Chauveau fait jouer le plus grand rôle à
la présence des microbes dans les substances putrides,
mais dans les expériences du genre de celles que nous
venons de rapporter, où les liquides et par suite le poison sont injectés à doses relativement massives, il n'en
reconnaît pas moins que c'est surtout ce dernier qui est
cause de la mort.

Ainsi cette dernière doit être attribuée à deux agents,
d'une part surtout, au poison, de l'autre, à la présence
dans le sang des microbes de la putréfaction, qui troublent
profondément l'activité physiologique de ses éléments.

Cette première partie de notre chapitre est des plus
importantes dans ses applications à la pathologie ; les
symptômes et les lésions que nous venons de décrire ont
une grande analogie avec ceux des sujets qui succombent
à la fièvre septicémique chirurgicale commune. Par
suite, la maladie expérimentale pourra être considérée
comme la reproduction de la maladie spontanée, et nous
verrons plus tard toutes les conséquences qui peuvent en
résulter.

En dernier lieu nous mentionnerons les faits d'infection
observés chez les mêmes animaux, qui succombaient
à des doses vraiment massives de substances septiques. Ceci se rapporte encore à un certain nombre d'expériences de Gaspard et de ceux qui ont suivi cette voie.

Dans ces conditions on peut empoisonner en quelques heures des animaux de grande taille, même des chevaux. Ici les phénomènes nerveux dominent le tableau : l'animal est pris de violents vomissements, analogues à ceux de l'étranglement interne, bientôt surviennent des mouvements convulsifs dans les membres, du délire furieux, de la dypsnée extrême, et la mort, comme nous l'avons dit, arrive rapidement parfois en deux heures.

L'autopsie en pareil cas ne révèle rien de particulier ; les lésions n'ont pas eu certainement le temps nécessaire pour se développer.

Le mécanisme de la mort doit, comme dans la première série d'expériences, s'expliquer et par la présence des microbes, et surtout par celle du poison qui a été introduit en quantité bien autrement considérable. Le sang de ces animaux n'est pas non plus infectieux, ainsi que l'a constaté M. Chauveau.

Il est une question que nous ne saurions passer ici sous silence : c'est d'indiquer les conditions qui président au développement des propriétés toxiques des liquides dont nous venons de parler. Or, ces propriétés n'existent plus dans les infusions animales anciennes arrivées au dernier terme de la fermentation putride. C'est dans les humeurs récemment soumises à cette dernière, que ces conditions se manifestent principalement. En définitive, c'est dire qu'il faut tenir grand compte de la distinction que M. Pasteur a établie entre ces phénomènes et les agents de la putréfaction. On observe en effet dans cette dernière, comme dans toutes les fermentations, les deux phases que nous avons décrites déjà plus haut. Ce ne sont point certainement les produits de la deuxième période de la fermentation (acide carbonique, ammoniaque), qu'il faut incriminer ainsi que le prouvent les expériences de M. Chauveau faites avec du pus putride provenant des trajets fistuleux de sétons. Ils ne sauraient s'y rencontrer, cela est certain, parce que les agents qui les fabriquent ne trouvent qu'à l'air libre, au contact de l'oxygène, les conditions de leur vie et de leur développement. C'est donc dans les produits de la première période, les seuls qui se développent en grande quantité dans les humeurs qui se putréfient à l'abri de l'air, qu'il faut chercher les éléments toxiques dont elles sont douées.

CHAPITRE VII

DE L'INFECTION PRODUITE PAR LE VIBRION PYOGÉNIQUE.

Les recherches faites par M. Pasteur sur ce vibrion ont été communiquées par lui à l'Académie de médecine dans la séance du 30 avril 1878. Nous commencerons par les exposer avant de parler des expériences de M. Chauveau sur la production expérimentale de la pyohémie.

Quand on prend pour semence d'une culture dans le vide quelques gouttes d'eau commune et qu'on multiplie les cultures, dans ces conditions on rencontre souvent le vibrion en question dont voici les caractères principaux : Cet organisme est à la fois aérobie et anérobie comme la levûre de bière. Cultivé à l'air il ne se conduit pas comme un véritable ferment, mais dans le vide ou l'acide carbonique, il donne lieu à une fermentation véritable ; c'est une preuve de plus, comme le dit M. Pasteur, que la fermentation accompagne la vie sans air.

Au début de son développement il se présente sous la forme de petits boudins très courts, flexueux, tournoyant sur eux-mêmes, mais bientôt tout mouvement cesse. Il rappelle complètement le *Bacterium termo*, bien qu'il soit spécifiquement très différent de ce dernier.

Ensemencé dans les tissus, il s'y développe et provoque au point d'inoculation et dans les différents organes où il pénètre la formation rapide de pus et en quantité qui n'est point comparable à celle qui résulte de l'inoculation du vibrion septique ou de la batéridie charbonneuse.

Ce n'est point que la production du pus soit spéciale à la présence de ce vibrion dans les tissus, car tout le monde sait que les corps étrangers , peu importe leur nature, poussière végétale, minérale, etc., sont capables de donner lieu à sa formation. Mais, ce qu'il y a de certain, c'est qu'en dehors du fait de sa présence comme corps étranger, sa multiplication paraît augmenter notablement la quantité du pus, ainsi que le montre M. Pasteur par l'expérience suivante : Il partage en deux moitiés une culture de cet organisme, l'une est chauffée à 100 degrés, température qui tue le microbe sans altérer sa forme. Ceci fait, on inocule à deux animaux de même espèce des portions égales des deux liquides de culture. Or la partie chauffée produit bien du pus, mais à la manière de tout corps solide, inerte, tandis que l'autre en donne une quantité bien plus grande. On constate de plus que le pus formé par le microbe vivant jouit de propriétés spécifiques, puisqu'il reproduit, et en abondance, le même organisme, tandis que l'autre est complètement stérile.

Lorsqu'on l'inocule vivant il se multiplie rapidement pénètre dans les divers organes, dans les poumons et le foie surtout, où il devient l'origine de nombreux foyers purulents, d'abcès métastatiques par suite, en définitive, il produit toutes les altérations de l'infection purulente. Mais ce qu'il y a de plus curieux, c'est que le vibrion injecté mort dans la veine jugulaire peut aussi provoquer des abcès comme tous les corps inertes, toutefois ils sont stériles comme ceux que nous avons décrits plus haut dans le tissu cellulaire sous-cutané.

Dans son article de la *Revue scientifique* du 4 janvier 1879, M. Duclaux apprécie ainsi le rôle du microbe dans ses rapports avec l'infection purulente : .

« Le lien est moins étroit pour cette dernière qu'entre la septicémie et le charbon d'une part, le vibrion septique et la bactéridie de l'autre. Il peut y avoir des infections purulentes en dehors de la présence du vibrion, il y en a même qui se produisent sans qu'on trouve dans l'organisme envahi trace d'une plaie, d'une ouverture extérieure. Mais ce cas est très rare et son existence ne modifie pas notre conclusion, que l'infection purulente peut provenir de la pénétration dans le corps d'un vibrion microscopique dont les germes existent dans toutes les eaux communes. »

Les effets produits par le vibrion pyogénique, si apte à provoquer la naissance de pus, n'ont été étudiés jusqu'à présent que par M. Pasteur et dans des conditions assez peu variées, pour qu'il soit difficile d'affirmer qu'il s'agit bien de l'agent essentiel des accidents pyohémiques. Quoi qu'il en soit, nous allons chercher à démontrer que ces derniers, et il faut entendre ici surtout les lésions, ne peuvent être reproduits qu'avec certains pus spécifiques.

DE LA PRODUCTION EXPÉRIMENTALE DE LA PYOHÉMIE.

Ce sont encore les expériences de Gaspard (de 1820-1822), qui ont mis la première fois en évidence les propriétés phlogogènes du pus. On ne s'en douterait guère si l'on consultait simplement les livres classiques qui ne citent guère Gaspard que pour ses injections de matières putrides.

Ces expériences sont au nombre de quatre : l'injection du pus est faite soit dans le péritoine, soit dans la plèvre, soit dans le tissu cellulaire, et il constate nettement une inflammation des parties avec lesquelles il a été mis en rapport.

Dans une autre série de cas, il étudie les résultats produits par l'introduction du pus dans les veines ; la troisième expérience est le premier fait de phlegmasie pulmonaire qui ait été mentionné. Mais le mérite d'avoir établi cette démonstration sur un ensemble d'observations concluantes appartient évidemment à Günther (de Hanovre), 1834. Nous avons déjà parlé de Castelnau et Ducret, de Sédillot, nous n'y reviendrons pas. Nous ne saurions toutefois oublier ici le nom de Gainge et de Faivre, qui, à l'instigation de Bonnet (de Lyon), montrèrent les premiers la production d'inflammations disséminées, consécutives à l'introduction de substances purulentes dans les artères, comme dans le cas d'injection intra-veineuse.

Le pus doit réaliser certaines conditions pour produire, après son injection dans les vaisseaux, les lésions de la pyohémie. Le pus sain est incapable de les provoquer, les premiers faits qui montrent cette innocuité remontent à Boeck. En effet, il a démontré dans ses expériences qu'il devait être entaché de putridité. Nous savons que M. Virchow combat énergiquement cette opinion. La putridité, d'après lui, est une condition insuffisante ; le pus ne peut produire les lésions de la pyohémie que s'il forme des embolies arrêtant la circulation dans un département limité.

M. Chauveau ne partage pas cette manière de voir (Congrès de Nantes), il va même plus loin, et établit par des expériences rigoureuses que le pus putride lui-même ne suffit pas pour produire des lésions pyohémiques quand on l'injecte dans les vaisseaux. S'il ne produit pas l'infection en pareil cas, ce n'est point parce qu'il est introduit assez bien filtré et dilué pour ne pas former d'embolie, c'est tout simplement parce qu'il ne possède pas les qualités spécifiques capables d'engendrer les désordres de l'infection purulente. S'il réunit ces conditions, alors injecté même en petite quantité (15 à 20 gouttes), tamisé avec un soin extrême, de manière que les globules de pus soient parfaitement libres et privés de toute particule fibrineuse, il donne des résultats constants. Non seulement ce pus provoque des lésions pyohémiques graves dans les organes où il arrive tout d'abord, mais encore parfois dans d'autres viscères, après avoir traversé un premier réseau capillaire. Voilà qui est fondamental. Aussi croyons-nous utile de rapporter ici les expériences de M. Chauveau en raison de leur importance.

Le pus préparé, comme il vient d'être dit, et placé dans une seringue de Pravaz, est injecté dans la carotide d'un cheval avec toutes les précautions voulues pour ne pas avoir d'hémorrhagie.

Les suites immédiates sont de deux ordres : ce sont des phénomènes, les uns généraux, les autres locaux.

Les premiers sont des symptômes fébriles, frissons, chaleur, sueurs, température. Leur degré d'intensité et de rapidité surtout est en rapport avec l'activité pyrogène de la matière purulente employée. Cette rapidité d'apparition ne peut s'expliquer que par l'action de la matière infectante sur le système nerveux central.

Les signes locaux sont quelques légères convulsions de

la face et des lèvres, un peu de rougeur de la conjonctive du côté de l'injection.

Parmi les animaux, les uns guérissent rapidement, et si l'on en fait l'autopsie, elle ne révèle aucune lésion pyohémique. C'est par une méningo-encéphalite suppurée que sont tués ceux qui succombent.

La mort arrive dans l'espace de deux à trois jours. Dès le lendemain de l'opération, tristesse et même coma. Injection de l'œil du côté inoculé, parfois même déjà opacité de la cornée. Bientôt troubles nerveux des plus graves, raideur générale, convulsions toniques et cloniques, toujours plus accusées de ce même côté. Après un certain nombre de crises suivies de périodes de rémission l'animal meurt en pleine convulsion.

L'autopsie révèle l'état suivant : conjonctive infiltrée, cornée tout à fait opaque, lésions de l'iritis et de la choroïdo-rétinite. L'humeur aqueuse est trouble, contient des fausses membranes infiltrées de pus qui existent aussi sur l'iris.

L'encéphale présente les altérations de la méningite généralisée : rougeur diffuse de la pie-mère, exsudat pseudo-membraneux purulent à la base, sur les plexus choroïdes et sur quelques circonvolutions, sérosité purulente dans les ventricules. Mais c'est principalement dans la substance cérébrale que se trouvent les lésions les plus importantes. On y voit surtout de petits abcès miliaires qu'on peut retrouver au nombre de plusieurs centaines et qui en certains points devenus confluents, forment des abcès plus volumineux. Ce sont bien là de petits foyers franchement inflammatoires, sans complication d'autres processus, et qui nous montrent bien le mécanisme de formation des lésions pyohémiques. La plupart des grands abcès, qui sont du volume d'un pois ou d'une noisette, ne sont point formés pourtant toujours par la réunion des miliaires, ils paraissent procéder au contraire d'un foyer unique d'inflammation.

Le pus est gris verdâtre, teinté de sang. Il peut exister des foyers d'apoplexie ; les grands foyers sont rares, mais les extravasations sanguines miliaires sont communes, elles sont mêlées aux petits abcès, et leur comparaison montre leur origine commune : irritation, suite de la matière infectante, d'où fluxion violente et rupture.

Jamais rien qui ressemble à l'infarctus nécrobiotique causé par un arrêt embolique, les lésions sont toutes de nature nettement inflammatoire. Elles sont surtout accusées du côté de l'injection, on en trouve aussi dans la noelle allongée et le cervelet.

Dans les expériences faites par M. Chauveau avec du pus putride et qui sont au nombre de vingt, quatorze sujets se sont rétablis, six sont morts dans les conditions précédentes.

En comparant ces résultats avec ceux donnés par l'injection sous-cutanée sur les animaux destinés à essayer l'activité phlogogène de la matière injectée, on trouve des relations étroites entre ces deux ordres de faits. Le pus employé dans les six expériences positives était si actif, qu'il a dans tous les cas produit des phlegmons gangréneux très graves : quatre des sujets ont succombé, deux ont été très malades.

Quant aux quatorze autres, ils n'ont eu qu'un abcès plus ou moins volumineux, plus ou moins fétide, sans être véritablement malades.

L'origine du pus employé permet des rapprochements instructifs. Dans l'un des six cas où la substance infectante s'était montrée particulièrement active, elle avait été prise sur une plaie du cou compliquée et enflammée; dans les cinq autres elle provenait de sétons récents ayant déterminé une grosse tuméfaction douloureuse et dont le trajet était crépitant. Le pus utilisé dans les quatorze expériences négatives avait été recueilli dans des abcès putrides, ou sur des plaies en voie de cicatrisation, ou dans le trajet de sétons anciens, mais n'ayant produit qu'une tuméfaction insignifiante. Ces expériences montrent bien que la putridité est insuffisante à provoquer des lésions pyohémiques, il est nécessaire qu'elle se soit développée dans des conditions spéciales, il faut admettre une sorte de spécificité.

M. Chauveau n'a pas toujours cru à la nécessité d'une activité spéciale dans le pus putride pour produire les altérations dont nous venons de parler; il s'est même élevé contre un travail de Burdon Sanderson sur le « poison pyohémique spécifique ». Mais il a dû modifier sa manière de voir, après avoir établi le bilan de ses expériences sur les injections de pus dans les vaisseaux.

Maintenant examinons cette autre question : qu'est-ce qui communique au pus putride cette activité spécifique capable de provoquer l'éclosion de l'infection purulente? C'est évidemment la présence des agents septiques. Les expériences de M. Chauveau, sur la détermination du rôle qui appartient aux agents de la putréfaction dans la manifestation des effets inflammatoires causés par le pus putride, plaident en faveur de cette manière de voir. Voici comment il est arrivé à ce résultat : Comme il est à peu près impossible, dans un liquide purulent putride, d'isoler complètement les microzymas des autres corpuscules élémentaires, il a employé des humeurs qui ne contiennent primitivement aucun autre élément que des protoorganismes, tels que l'urine, la sérosité de pus putride. Ces liquides étaient encore filtrés pour les débarrasser de toute poussière organique. Dans tous la naissance de la putréfaction et la multiplication des microzymas y ont développé des propriétés phlogogènes plus accentuées; étant données les humeurs les plus riches en matières putrescibles comme el pus putride, c'est avec ce dernier qu'il obtenait les effets les plus marqués. Il pouvait à volonté lui enlever entièrement ses propriétés phlogogènes en le filtrant soigneusement. Ainsi privé des organismes, il redevenait inactif pour reprendre encore son activité avec un nouveau développement des microbes. Ces expériences montrent avec la plus rigoureuse précision l'activité des agents de la putréfaction.

Ajoutons que ce n'est pas la présence de tel ou tel agent indifférent, mais bien d'un agent spécifique, puisqu'il faut un pus spécial, comme nous l'avons montré. Quel est cet agent spécifique? Il est impossible de se prononcer d'une façon définitive. Burdon Sanderson, dans sa très intéressante étude du poison pyohémique, laisse la question sans solution. Tout autorise à penser que c'est le vibrion pyogénique de M. Pasteur.

CHAPITRE VIII

PRODUCTION EXPÉRIMENTALE DE LA GANGRÈNE

Y a-t-il aussi pour la production de la gangrène un agent septique spécifique? L'analogie autorise à le croire, ainsi que certaines expériences, mais cet agent n'a pu être encore cultivé isolément, ni son action sur l'économie étudiée à part, comme celle du vibrion pyogénique. Dans tous les cas, avec certaines substances putrides introduites sous la peau, on peut reproduire expérimentalement d'une manière fort remarquable les phénomènes de la gangrène traumatique spontanée. Parmi les expériences connues jusqu'à ce jour, les unes ont été faites avec des matières animales en voie de décomposition putride, les autres avec de l'ichor ou du pus recueilli sur des plaies exposées.

A. *Gangrène produite par le contact des tissus avec des matières animales en voie de décomposition putride.*

Parmi les expérimentateurs qui ont réussi à faire des phlegmons malins avec des substances putrides, il faut citer surtout Barthélemy, Orfila, Dupuy, Gaspard, Renault. Les expériences les plus saisissantes appartiennent à Barthélemy, ce sont du reste les premières en date; celles de Renault sont aussi fort remarquables.

Le moyen qui paraît le plus sûr pour provoquer la gangrène, c'est de placer dans le tissu cellulaire sous-cutané d'un cheval un morceau de viande putréfiée. Barthélemy a montré qu'avec 10 grammes de viande en voie de décomposition introduite sous la peau d'un cheval, on fait naître un phlegmon gangréneux d'étendue plus ou moins grande autour du point d'application de la matière septique. Ce phlegmon tue les animaux dans un temps moyen de trois jours ; la chair musculaire placée fraîche dans un petit godet sous-çutané produit les mêmes effets, parce qu'elle ne tarde pas à y subir la décomposition putride. Les expériences de Barthélemy ont aussi porté sur l'âne, le mouton, le lapin ; les mêmes faits ont été observés.

B. *Gangrène produite par l'ichor des phlegmons gangréneux.*

Parmi les expériences de Barthélemy, il en est qui ont été faites avec l'ichor de tumeurs gangréneuses qui se développent spontanément chez le cheval à la suite des plaies accidentelles ou des opérations ; ces expériences ont même précédé d'un an (1815) celles qui ont été faites avec des viandes putréfiées (1816).

Les premières prouvent que l'ichor gangréneux peut reproduire la gangrène de toutes pièces, et l'injection sous la peau d'un cheval d'un centilitre de cet ichor tue l'animal comme l'insertion sous-cutanée de 10 grammes de viande putréfiée, ces résultats sont évidemment très favorables à l'existence d'un agent gangréneux spécifique. Ceux qui vont être indiqués ci-après ont la même signification à un degré beaucoup plus élevé.

C. *Gangrène produite avec le pus des plaies exposées.*

Il s'agit des expériences bien connues que M. Çhauveau
a faites en 1871 avec du pus de séton.

D'après ces expériences, 6 à 7 gouttes de pus de séton
suffisent, quand elles sont introduites sous la peau d'un
cheval avec la seringue hypodermique, pour déterminer
un énorme phlegmon gangréneux qui tue l'animal en
quatre jours. Voici comment M. Chauveau décrit les caractères anatomo-pathologiques de ce phlegmon. Nous
prenons comme exemple l'expérience du 26 novem-
bre 1871, racontée à la page 84 de la *Revue scientifique*
du 27 juillet 1872 :

« Chez un vieux cheval porteur d'un séton dont le pus
exhale une odeur putride nauséeuse, nous prenons envi-
ron 45 gouttes de liquide putride que nous injectons
sous la peau du même animal. Le lendemain, tuméfaction
énorme, qui augmente chaque jour jusqu'à la mort, qui
survient au cinquième jour. A l'autopsie, voici ce qu'on dé-
couvre : La peau paraît saine sur toute l'étendue de l'engorgement, qui est considérable. Au-dessous, pas de traces
d'abcès. C'est à peine si l'on constate la présence de quelques gouttes de pus au niveau du point où l'injection a été
faite. L'engorgement est constitué principalement par une
sérosité gélatiniforme avec stase dans les vaisseaux, et hémorrhagies disséminées dans la région qui répond à la tumeur initiale, autour du point qui a reçu l'injection, vaste
noyau gangréneux sans limites précises. A ce niveau, l'in-
filtration est mêlée de bulles gazeuses de petites dimensions et s'étend profondément entre les muscles et les fais-

ceaux musculaires. Dans le centre du noyau, les tissus sont décolorés et fourmillent de microzymas. Au pourtour existe une zone périphérique où le tissu connectif et les muscles se montrent infiltrés de sang épanché hors des vaisseaux qui sont obstrués par des thromboses; point de lésions internes assez caractérisées pour attirer l'attention.»

Il est vraiment extraordinaire que quelques gouttes de pus suffisent à provoquer de pareils accidents. On ne peut s'expliquer cette prodigieuse activité que par la qualité spécifique du pus. C'est du reste l'opinion bien arrêtée que M. Chauveau expose dans son enseignement. Déjà en 1872 il montrait que tous les pus de séton ne sont pas aptes à produire des phlegmons gangréneux, mais il croyait, d'après les faits qui lui passaient sous les yeux, que les conditions de production du pus infectieux étaient faciles à réaliser expérimentalement. M. Chauveau trouvait en effet presque toujours extrêmement actif le pus recueilli dans des trajets de séton placés très récemment et dans lesquels on constatait de la crépitation gazeuse. Il signale même ce fait remarquable, qu'il a obtenu à cette époque les phlegmons gangréneux par injections purulentes cutanées, bien plus souvent qu'il ne l'a cherché. Le fait était bien de nature à lui faire croire que l'activité spécifique du pus de séton est une propriété qui se rencontre communément dans les trajets tout récents. En réalité M. Chauveau reconnaît aujourd'hui qu'on doit s'expliquer autrement la fréquence remarquable des accidents gangréneux qu'il a observés en 1871 à la suite des injections sous-cutanées de pus de séton. Les années suivantes cet expérimentateur n'a plus obtenu qu'exceptionnellement les mêmes effets, ce qui l'amène à reconnaître qu'en

1871 l'agent infectieux qui communique au pus de séton ses propiétés léthifères, était exceptionnellement abondant et contaminait très fréquemment les trajets de séton.

Demandons-nous maintenant ce qu'est cet agent infectieux? Dans sa communication au congrès de Nantes sur l'agent pyogénique, M. Chauveau expose certains faits qui seraient de nature à faire supposer que l'agent pyogénique et l'agent gangréneux ne constituent qu'une seule et même espèce. Il a constaté, en effet, comme nous l'avons vu, que les seuls cas dans lesquels le pus débarrassé de toute particule embolique produit les lésions circonscrites ou diffuses de la pyohémie quand il est injecté dans les vaisseaux, sont ceux où le même pus injecté sous la peau à la dose de quelques gouttes détermine des phlegmons gangréneux graves, le plus souvent mortels.

Mais cette coïncidence ne suffit pas pour justifier l'opinion de l'identité des deux agents. On peut admettre, en effet, qu'ils sont parfaitement distincts et qu'ils coexistent généralement, sinon presque toujours, dans les humeurs purulentes infectieuses; seulement, l'un — l'agent gangréneux — ne serait pas apte à vivre et à se développer dans le milieu oxygéné formé par le liquide sanguin, seul l'agent pyogénique aurait cette aptitude et serait ainsi doué du pouvoir d'agir quand il est introduit dans le torrent circulatoire. Mais c'est aux recherches positives ultérieures à démontrer ce que vaut cette explication que M. Chauveau donne sous toutes réserves.

D. *Détermination expérimentale du rôle des agents putrides dans la production de la gangrène.*

Cette étude, qui appartient tout entière à M. Chauveau, a été commencée par lui dans son travail de la *Revue scientifique* et achevée dans un autre mémoire : *Nécrobiose et gangrène*, communiqué à l'Académie des sciences en 1871 et inséré dans le *Lyon médical* et le *Recueil de médecine vétérinaire*. Le premier travail renferme un nombre notable d'expériences démontrant que la sérosité extraite du pus infectieux est beaucoup moins active quand on l'injecte dans le tissu conjonctif sous-cutané que le pus complet qui produit des plegmons gangréneux. Ce sont donc bien les éléments corpusculaires surtout qui sont doués de l'activité spécifique.

Mais parmi ces éléments se trouvent les globules et granules de pus avec les microbes ferments. Auxquels doit-on rapporter les accidents gangréneux ? La discussion à laquelle M. Chauveau a soumis cette question (*Revue scient.*, 3 août 1872, p. 605) démontre que ce sont bien les microbes ferments eux-mêmes qu'il faut particulièrement incriminer. Les injections putrides non purulentes peuvent en effet produire des effets gangréneux aussi graves que le pus de séton. D'un autre côté, ce dernier privé par décantation de ces globules conserve une grande aptitude à faire naître les abcès gangréneux.

Le second travail de M. Chauveau est encore plus démonstratif : c'est une étude expérimentale du processus nécrobiotique dans le testicule (chez le bélier) privé de toutes ses communications vasculaires et rendu complète-

ment libre dans le sac scrotal par la torsion et la rupture
sous-cutanée du cordon testiculaire. Aucun phénomène
gangréneux ne se montre à la suite de cette opération, à
moins que le sang de l'animal n'ait été préalablement
infecté par une injection d'une certaine quantité de sérosité putride.

Dans ce dernier cas, la gangrène localisée ou progressive
s'empare souvent de l'organe mortifié ; l'auteur prouve de
plus que cet effet ne se produit qu'autant que la matière
injectée n'est point privée par filtration des microbes ferments qui y fourmillent.

Ces faits sont véritablement topiques, c'est la justifica-
tion la plus nette des principes et des pratiques de la chirurgie actuelle qui a su, par son adoption du pansement
antiseptique, accepter ouvertement l'application des travaux de Pasteur.

Voici le résumé de cette communication que nous
croyons devoir exposer ici en raison de son importance :

Le bistournage est une opération inoffensive qui amène
la mortification du testicule seul sans intéresser ses enveloppes. La raison de cette innocuité est l'absence de
tout contact avec l'air. Il n'y a jamais de gangrène ni de
putridité, ni de phénomènes généraux graves après l'application. La coque fibreuse du testicule contracte des
adhérences avec les enveloppes, mais la substance même
du testicule subit une dégénérescence nécrobiotique toujours sans putridité. Et cependant l'organe n'est pas entièrement dérobé à l'influence de l'air atmosphérique,
puisque le sang qui circule dans les enveloppes est chargé
d'une notable quantité de ce fluide.

Mais cet air n'est pas imprégné de germes organiques

propres à donner naissance à des vibrioniens. Pour démontrer cette action des germes il faut pratiquer le bistournage
chez des animaux ayant subi dans le torrent circulatoire
une injection de sérosité putride. La sérosité qui convient
le mieux est celle que l'on extrait d'abcès putrides expérimentaux. Toutes les expériences exécutées dans ces
conditions ont amené le développement de phénomènes
putrides et gangréneux, tantôt limités aux organes morbi-
fères, tantôt envahissants et mortels. Mais est-ce la sérosité où les agents qu'elle tient en suspension qui produisent ces accidents?

L'expérimentation le prouvera. Or, sur un animal qui
a subi l'injection de sérosité filtrée, il ne produit pas d'accidents ni putrides, ni inflammatoires; l'autopsie ne
montre non plus aucun phénomène de putridité. L'animal
ayant subi une injection de sérosité non filtrée, meurt avec
des phénomènes de gangrène envahissante, et le testicule,
à l'autopsie, montre une masse de putrilage d'une fétidité
repoussante.

Chaque fois que cette expérience comparative a été faite
on a pris soin d'attendre avant de pratiquer la torsion que
les animaux eussent traversé la période des phénomènes
généraux qui suivent immédiatement l'injection putride.
Ces symptômes durant plus longtemps sur les animaux qui
reçoivent le liquide non filtré, il s'ensuit qu'au moment
où le bistournage est fait ils sont plus que les autres sous
le coup de la fièvre septicémique. On pourrait objecter
dès lors que les sujets de l'expérience ne sont plus dans
des conditions identiques. Pour répondre à cette objec-
tion M. Chauveau a répété plusieurs fois l'expérience suivante : Sur un même animal, on fait d'un côté le bistour-

nage avant l'injection de sérosité putride non filtrée, de l'autre seulement après, de façon qu'un seul des testicules contient les germes septiques dans sa substance. Or, c'est dans le premier exclusivement que la putridité se développe. La fièvre provoquée par l'infection du milieu général reste sans influence sur l'autre organe. Le rôle des organismes élémentaires dans la production des phénomènes de putréfaction vraie qui se passent dans le milieu animal vivant se dégage de ceci avec une netteté qui n'a rien à envier à celle des expériences faites dans les vases clos du laboratoire de chimie.

CHAPITRE IX

SEPTICÉMIE CHEZ LE LAPIN
OBSERVÉE PAR M. LE PROFESSEUR BOUCHARD.

Première expérience. — On recueille du sang sur le cadavre d'un malade de la salle Saint-André, mort le 4 juin 1879, de septicémie urinaire, et on le place dans une étuve à 41° durant vingt-deux heures, le flacon débouché. Le sang à ce moment est violacé, visqueux, fétide, renferme beaucoup de bactéries allongées sous forme de bâtonnets très mobiles et flexueux.

Le 5 juin, inoculation à un lapin bien portant par une injection de 1/4 de centimètre cube sous la peau du flanc gauche. Il meurt dans la nuit. A l'autopsie, dans le tissu cellulaire, au point inoculé, grand nombre de bactéries qui se retrouvent dans la veine axillaire, le ganglion axillaire auquel aboutissent les lymphatiques de la région inoculée; elles sont très vivaces à ce niveau. Bactéries nombreuses aussi dans le foie, les reins, la rate surtout, où elles fourmillent aussi vivaces ici que dans le ganglion.

Le sang de la veine axillaire renferme de nombreux cristaux de phosphate ammoniaco-magnésien ainsi que de la sérosité péricardiaque.

Deuxième expérience. — Le 6 juin 1879, immédiatement après l'autopsie, injection de sang pris dans le cœur de l'animal, à un autre lapin; l'inoculation est faite à

midi; T. R. 39°,7 (température normale), à ciuq heures
40°, 5. A ce moment, incision de l'oreille pour examiner
le sang, on y trouve de petits organismes, mais cette fois
arrondis, isolés, ou associés deux par deux, il contient e
outre des cristaux de phosphate ammoniaco-magnésien.
Pas d'accidents ultérieurs, guérison; les germes et l'ammoniaque disparaissent bientôt.

Troisième expérience. — Le même jour et au même moment on inocule un troisième lapin avec le sang du lapin de
la première expérience. A midi, T. 39°,2; lesoir, T. 40°,7.

Le 8 juin, l'animal paraît bien portant. Le sang obtenu
par une incision de l'oreille montre de nombreux cristaux
de phosphate ammoniaco-magnésien, point de bactéries.
Guérison.

Quatrième expérience. — Le 11 juin, inoculation d'un
autre lapin avec le sang du malade qui avait servi à la
première expérience. L'injection dans le tissu cellulaire
provoque un abcès gangréneux. Durant la vie le sang recueilli par l'oreille montre des bactéries allongées et des
cristaux. L'animal est tué le 12 à quatre heures, autopsie
immédiate. Bactéries dans le sang de la jugulaire interne,
en plus grand nombre dans le ganglion axillaire droit,
quelques-unes dans le foie et les reins. Poumon sain.

Cinquième expérience. — Le 16 juin, inoculation par
injection sous cutanée à un lapin du sang putréfié qui a
servi dans la première et la troisième expérience.

Prostration presque immédiate de l'animal, mais elle
disparaît bientôt; le soir à huit heures il est très alerte.
Le 17 à six heures on le trouve mort.

A l'autopsie rien au niveau de la piqûre, mais le liquide
ayant été poussé dans le péritoine, les anses intestinales sont

recouvertes de fausses membranes. Bactéries dans le foie, les reins, surtout la rate et le ganglion axillaire.

Sixième expérience. — Le 17 juin 1879, quelques gouttes du sang pris dans le cœur du lapin précédent sont mêlées à 4 centimètres cubes d'eau distillée et bouillie. Injection sous la peau du ventre de 1|2 centimètre cube à un sixième lapin. 18 juin, aucun accident, le sang extrait par une incision de l'oreille présente quelques bactéries, point de cristaux de phosphate ammoniaco-magnésien. Le 27 juin, vaste eschare de la paroi abdominale avec suppuration sous-jacente ; pas d'autopsie. Ces expériences ont un grand intérêt par suite de la présence du phosphate ammoniaco-magnésien qu'on ne trouve mentionnée nulle part ; M. Bouchard nous a communiqué à cet égard les réflexions suivantes :

Il est certain que dans le sang putréfié du malade il existait une propriété toxique, puisque le premier lapin est mort dans l'espace de quelques heures ; est-elle due à la présence des bactéries ou de quelque poison particulier ? Il est impossible de se prononcer.

A mesure que la putréfaction continue, les germes toxiques disparaissent et semblent être remplacés par d'autres qui produisent une véritable ammoniémie.

Enfin, quand la putréfaction est très avancée, des agents d'une autre nature encore paraissent se développer, puisqu'on ne trouve plus de cristaux de phosphate ammoniaco-magnésien, mais seulement quelques bactéries, et que le sang ainsi modifié produit des phlegmons gangréneux par inoculation.

DEUXIÈME PARTIE

PATHOLOGIE

Si l'étude de la septicémie est déjà difficile chez l'animal en expérience, et n'aboutit souvent qu'à des résultats douteux, à plus forte raison en sera-t-il ainsi chez l'homme auquel nos moyens d'investigation ne peuvent s'adresser que dans des limites bien restreintes.

Les discussions nombreuses, je pourrais même dire les orages qui se soulèvent toutes les fois que cette question est placée sous les yeux des sociétés savantes, sont là pour le confirmer, et nous montrer qu'elle ne sera point résolue de sitôt.

Pour ne pas s'égarer dans cette étude et procéder avec ordre, il est utile d'établir un certain nombre de groupes dans lesquels il sera facile de classer les principales formes que peut revêtir la septicémie.

Nous passerons donc en revue la septicémie chirurgicale, puerpérale, médicale : c'est une division toute naturelle et qui s'impose d'elle-même à l'esprit.

L'exposé des faits expérimentaux facilitera notre tâche, ils nous ont permis en effet de connaître les conditions dans lesquelles le processus septicémique peut se développer, et les lésions qui en sont la conséquence, lésions se produisant chez l'homme avec les mêmes caractères que chez les animaux, comme le fait observer Hueter. Ce sont principalement des considérations pathogéniques suivies de tableaux cliniques des principaux types de septicémie que nous ferons passer sous les yeux du lecteur.

Un individu affecté d'une plaie, une femme en couches, dans un milieu hospitalier, se trouvent tout à fait dans les conditions créées artificiellement chez l'animal : d'un côté une solution de continuité, de l'autre la présence des germes pouvant pénétrer dans le sang et l'adultérer par les produits résultant de leur activité, ou modifier directement les sécrétions de la plaie qui aboutiront au même résultat, grâce à l'absorption.

Il semble, comme nous allons le voir, qu'il y ait des degrés dans l'intensité de ces actes, se manifestant aussi par des degrés dans l'appareil symptomatique. Ceci tient-il à la résistance du malade aux conditions d'absorption ou à la qualité des substances septiques? C'est une question qu'il est encore impossible de trancher.

CHAPITRE PREMIER

SEPTICÉMIE CHIRURGICALE.

PIQÛRES ANATOMIQUES.

Pathogénie. — Les piqûres anatomiques donnent lieu, dans certaines conditions, à des accidents septiques absolument comparables, par leur étiologie et leurs formes symptomatiques, aux diverses formes de septicémie qu'on provoque chez les animaux par l'injection dans le tissu cellulaire sous-cutané de matières animales en voie de putréfaction.

Pour que ces accidents se manifestent il faut :

1° Que les humeurs du cadavre soient douées de propriétés septiques ;.

2° Qu'elles pénètrent dans les tissus vivants et y restent incluses.

Si cette dernière condition n'est pas remplie, l'inoculation ne pourra avoir lieu, et aucun accident ne surviendra, quelle que soit l'activité de la matière virulente. On s'explique ainsi l'utilité d'un léger écoulement sanguin qu'on provoquera au besoin par des pressions autour de la blessure, des lavages immédiats, la succion... La première condition n'est pas moins nécessaire.

Les tissus, les humeurs d'un animal tué en bonne santé par hémorrhagie ou assommement ne présentent aucune septicité dans les premières heures qui suivent la mort. Il faut, dans les conditions thermiques ordinaires, plusieurs jours, quelquefois même plusieurs semaines pour qu'ils en acquièrent, ainsi que cela résulte des expériences de Davaine avec le sang, et de Samuel avec des macérations aqueuses de tissu musculaire. Ces faits expliquent l'extrême rareté des accidents chez les bouchers, leur plus grande fréquence chez les individus qui manient les dépouilles d'animaux tués depuis un temps plus ou moins long.

Les cadavres humains ne sont pas tous également dangereux ; leur septicité paraît liée de très près à la maladie qui a entraîné la mort. On a signalé depuis longtemps la virulence particulière des sujets qui ont succombé à l'infection purulente, à l'érysipèle, au phlegmon diffus, à la fièvre puerpérale, etc. ; la nocivité bien moindre de ceux qui sont morts d'affection cardio-pulmonaire, d'apoplexie cérébrale.... La réalité de ces faits a été constatée dans un grand nombre d'expériences directes faites en 1878 et 1879 au laboratoire de médecine opératoire de la Faculté de Lyon, par M. Tédenat. Des cobayes, des rats, des lapins succombaient presque toujours au bout de trois ou quatre jours à l'injection de 1/2, 1/5, 1/10 de goutte de sang ou de sérosité pris sur des sujets frais morts de fièvre puerpérale, de fièvre typhoïde, tandis que l'injection d'une ou plusieurs gouttes prises sur des cadavres de la deuxième catégorie ne déterminait souvent aucun accident.

Dans ces conditions un même cadavre ne présente pas la virulence aux diverses époques qui suivent la mort. Colles (de Dublin) affirme que les cadavres frais sont plus dangereux que ceux qui sont déjà plus ou moins putréfiés ; ce fait est

généralement accepté comme vrai ; pour l'expliquer
Benjamin Travers suppose « qu'une matière septique parti-
» culière se forme au moment de la mort, matière dont
» la composition peut être changée et la puissance neutra-
» lisée par la putréfaction. »

Dans ses expériences, M. Tédenat a constaté qu'au bout
de sept ou huit jours, en été, la virulence des cadavres
de femmes mortes de fièvre puerpérale avait notablement
diminué, qu'au contraire celle des sujets peu ou point
septiques au moment de la mort, commençait à se développer vers le deuxième ou le troisième jour, de telle
sorte qu'entre le huitième et le douzième jour la virulence
tend à devenir égale dans tous les cadavres.

Ces remarques étaient nécessaires ; elles nous permet-
tront de comprendre la diversité des effets produits par l'inoculation, abstraction faite, bien entendu, des conditions
inhérentes au blessé lui-même, lesquelles ont une influence,
incontestable dont on ne connaît pas la cause (Billroth,
Poland).

Cadre symptomatique. — Ordinairement il se produit
au niveau de la plaie une inflammation tantôt légère, au
point de passer inaperçue, tantôt très grave, ayant
souvent alors les allures du phlegmon diffus. Cette inflammation gagne ordinairement les vaisseaux et les ganglions
lymphatiques, il est très rare qu'elle envahisse les veines.

En même temps survient un état fébrile d'intensité
variable, qui n'est pas toujours en rapport avec l'étendue
de l'inflammation. Aussi, sans vouloir décrire toutes les
formes, pensons-nous qu'il est nécessaire d'admettre deux
grandes divisions.

Dans l'une, les accidents inflammatoires sont nuls ou

très légers; dans l'autre, ils sont plus ou moins graves, prédominant tantôt dans la plaie, tantôt dans les ganglions lymphatiques.

I. Au niveau de la piqûre le malade éprouve, au bout de quelques heures ou de deux ou trois jours, un peu de démangeaison, de petites douleurs lancinantes. Il se produit une vésicule qui se résorbe sans s'ouvrir ou bien se transforme en pustule; elle est entourée d'un cercle érythémateux peu étendu. Pas ou très peu d'engorgement ganglionnaire. Au bout de quelques jours la guérison est complète, ou bien il se forme un tubercule anatomique, surtout si la blessure est irritée par le contact de tissus cadavériques.

Telle est la forme habituelle, essentiellement bénigne, de la piqûre anatomique.

Quelquefois, avec les accidents inflammatoires légers, ou même sans inflammation appréciable, soit de la blessure, soit des ganglions, un état fébrile grave, menaçant, se produit.

Nous connaissons plusieurs faits dans lesquels, quelques heures après s'être blessé, l'anatomiste a éprouvé un violent frisson durant une heure à une heure et demie, suivi de sueurs abondantes, de céphalalgie, de malaise général, de diarrhée fétide accompagnée de coliques... Le lendemain la guérison était complète, sans manifestation inflammatoire d'aucune espèce à l'endroit de la piqûre.

Le fait suivant nous paraît digne d'être cité :

« Eus..., en pratiquant l'autopsie d'une femme morte de fièvre puerpérale, se pique à la face dorsale de l'index gauche avec une esquille du crâne. Quatre ou cinq heures après, violent frisson qui dure près d'une heure et s'ac-

compagne de sueurs abondantes. Pendant la nuit, céphalalgie, rêvasseries, coliques, diarrhée fétide, soif intense.
Cet état persista pendant trois jours... A aucune époque il
n'y eut d'engorgement dans les ganglions ou dans la
plaie. Autour de la piqûre existait une rougeur comparable à celle d'une morsure de puce... Le blessé resta
très affaibli pendant une dizaine de jours. »

La mort peut survenir dans certaines conditions. — « Un
accoucheur de Bordeaux succomba, au bout de quarante-huit heures, à la suite d'une blessure qu'il s'était
faite en autopsiant une femme morte de la fièvre puerpérale. Au point blessé il existait une simple vésicule
entourée d'une zone étroite de lymphangite réticu-
laire. »

Travers (*On constitutionnal irritation*) cite deux faits
analogues dont voici le résumé :

« Le docteur Pett, trois jours après une piqûre, prit un
facies hagard, abattu, il avait des frissons violents, les
yeux caves, le regard éteint. La respiration était difficile,
irrégulière, suspirieuse ; la torpeur excessive était comparable à celle que produit l'empoisonnement par l'opium ; il
mourut le cinquième jour, sans accidents inflammatoires
dans la piqûre ni dans les ganglions. »

Le docteur Ellcock mourut très rapidement, sans manifestations locales d'aucune espèce.

II. Les accidents inflammatoires sont plus ou moins
graves ; plusieurs cas peuvent se présenter.

Ordinairement un phlegmon simple plus ou moins
étendu se produit autour de la plaie et marche rapidement
vers la suppuration. Presque toujours il existe de la lymphangite et de l'adénite ; souvent surviennent des abcès

ganglionnaires. La fièvre est en rapport avec l'étendue et le degré de l'inflammation. Cette forme offre une certaine gravité, mais guérit sous l'influence d'un traitement approprié.

Au lieu d'un phlegmon simple il peut se produire un phlegmon diffus, ou encore un phlegmon diffus véritable. Ici les phénomènes fébriles sont très intenses, la mort en est souvent la conséquence au bout de quelques jours. Elle peut aussi être consécutive à une longue suppuration.

D'autres fois les accidents au niveau de la plaie sont nuls, tandis qu'ils sont très accusés dans les ganglions; le cas suivant rapporté par Poland en offre un exemple remarquable:

« Le professeur d'anatomie Dease s'était servi pour son cours d'un sujet très frais. Le matin en se levant il éprouva de violents frissons, du malaise, de vives douleurs dans l'épaule gauche. Le jour suivant, tuméfaction au-dessus de la clavicule et sur le côté gauche du cou, très douloureuse à la moindre pression. Le surlendemain le gonflement atteint l'aisselle. Le docteur Colles trouve sur la main une légère égratignure surmontée d'une vésicule. L'état du malade semble s'améliorer pendant un jour ou deux, quoiqu'un érythème cramoisi existe dans la région du grand pectoral. Le matin, du sixième jour, délire; sur l'avant-bras gauche apparaît une vésicule qui ne se modifie pas jusqu'à la fin. Le septième jour, l'érythème occupait toute la moitié du tronc, y compris la fesse, il était parsemé de papules dures; le délire croissait. Le huitième jour, l'inflammation occupait toute l'aisselle. Sur l'avant-bras droit, tuméfaction d'où s'écoula à l'incision un liquide

séreux. Le huitième jour, le professeur Dease rendait le
dernier soupir. »

Dans ce cas la matière septique concentra tout d'abord
son action sur les ganglions axillaires et ne produisit au
niveau de la piqûre qu'une petite vésicule entourée d'un
petit cercle d'érythème.

Billroth cite deux faits analogues, terminés par la guérison.

FIÈVRE TRAUMATIQUE.

Pathogénie. — C'est vraiment de Larrey que date l'histoire de la fièvre traumatique, c'est lui qui le premier lui
donna ce nom. Depuis, sa pathogénie fut diversement in-
terprétée par les nombreux auteurs qui l'étudièrent après
lui. La première idée mise en avant est qu'il s'agit d'une
fièvre inflammatoire. Fournier et Vaidy (Dict. en 60),
Blandin, puis Bérard (1840), en sont les principaux repré-
sentants.

Sous l'influence de la théorie vitaliste de Bichat, naît une
nouvelle opinion défendue par Dupuytren et Cruveilhier,
son élève. La fièvre traumatique est cette fièvre qui survient à la suite d'une blessure plus ou moins grave, et qui
en prépare la guérison. En dernier lieu, il se fait une véritable réaction contre le vitalisme des auteurs précédents,
réaction qui aboutit à la doctrine de la résorption des produits septiques, et qui a pour elle le mérite de s'appuyer
sur des faits d'expérimentation. Parmi ses défenseurs, nous
trouvons d'illustres chirurgiens, tels que Chassaignac,
Maisonneuve, M. Gosselin, et surtout Otto Weber et Billroth qui, dans différents mémoires, viennent donner un

appui solide à la théorie septicémique. Elle a été l'objet de discussions nombreuses à l'Académie de médecine en 1871 ; comme il en a été question déjà dans notre historique nous n'y reviendrons point. Dans sa thèse inaugurale de 1877, Maunoury, en s'appuyant sur des observations qu'il apporte à l'appui, établit, comme l'avait déjà montré Billroth, que la fièvre n'est point constante à la suite des traumatismes, et que par conséquent elle ne saurait reconnaître cette cause. Il prouve de plus, qu'en mettant de côté les pseudo-fièvres traumatiques qui s'expliquent, soit par une affection intercurrente, soit par la blessure d'un organe important ou quelque complication des plaies, il existe un état fébrile qui, par ses caractères et surtout l'influence des pansements sur sa marche, se rattache à la septicémie : c'est la vraie fièvre traumatique.

Cadre symptomatique. — Elle n'apparaît guère que vingt-quatre heures après le traumatisme, c'est-à-dire un laps de temps suffisant pour que des substances septiques aient eu le temps de se former à la surface de la plaie. Il survient de la douleur de tête, le visage est animé, les yeux brillants, le pouls est rapide, la peau chaude, la température s'élève vers le deuxième ou troisième jour, puis redescend régulièrement, à moins que des eschares, des esquilles ou quelque complication, comme un érysipèle, ne surviennent ; son intensité n'est point en rapport avec l'étendue de la plaie, ainsi que Billroth le pensait tout d'abord, idée sur laquelle il est du reste revenu. En même temps la langue est saburrale ; parfois état nauséeux, terminé par des vomissements bilieux ; soif intense. Les troubles digestifs sont remarquables par leur constance et ont une certaine importance au point de vue du diagnostic. L'urine est rare, épaisse, foncée en couleur, offrant tous les caractères de l'urine fébrile.

Le malade présente une certaine gêne de la respiration ; il a de l'agitation qui peut aller parfois jusqu'au délire, phénomène qu'avait bien signalé Dupuytren, et qui, d'après Otto Weber, se rencontre surtout chez les alcooliques.

Ces manifestations fébriles ont une marche rapide ; dans les vingt-quatre heures la fièvre a atteint son maximum et s'y maintient un peu. Bientôt ces phénomènes déclinent et le malade revient à l'état normal dans l'espace de deux ou trois jours, parfois à la suite de quelque phénomène critique, comme des sueurs, une abondante émission d'urine.

Nous devons dire que la fièvre traumatique ne se montre pas toujours avec les caractères du type que nous venons de décrire, qu'elle peut varier notablement comme intensité, qu'il y a des formes légères, des formes graves. Notre intention n'étant pas d'étudier ici complètement cette complication des plaies, mais d'en présenter simplement un tableau, nous nous bornerons à cette courte description.

SEPTICÉMIE AIGUË CLASSIQUE.

Pathogénie. — Nous arrivons maintenant au type de la septicémie aiguë, c'est la forme qui a le plus d'analogie, soit comme symptômes, soit comme lésions, avec ceux présentés par nos animaux à la suite d'injections de matières putrides dans les veines. Il est donc permis de lui appliquer les conclusions que nous adoptions dans notre maladie expérimentale, et de la considérer comme causée par l'absorption du poison fabriqué à la surface de la plaie et sans doute aussi par la pénétration simultanée des microbes dans le sang.

C'était déjà l'opinion soutenue par Virchow en 1865, défendue plus tard par Hueter dans son article du *Compendium* de Pitha et Billroth. Depuis, cette idée a été reprise en Allemagne dans ces dernières années. Loewe, qui résume l'état de la question dans une excellente revue critique insérée dans les *Archives de Langenbeck*, 1877, nous montre Billroth, Bœck, Heiberg (Leipsik, 1873) défendant les mêmes idées. De leur côté, en Angleterre Moxon, Goodhart ont reconnu la présence des bactéries dans le sang et les tissus des septicémiques.

Cadre symptomatique. — La septicémie aiguë survient, soit dans la période de détersion de la plaie quand celle-ci est profonde, irrégulière, quand les os sont intéressés, soit, quand la fièvre traumatique étant terminée ou persistant encore, il y a décomposition de la plaie et formation de matières septiques.

Le frisson est rare dans la septicémie aiguë, cependant Billroth a pu l'observer dans certains cas ; c'est d'ordinaire l'élévation de la température qui ouvre la scène, elle se fait d'une façon continue, rarement brusque et peut atteindre des chiffres élevés, 40 et même 41 degrés.

Toutefois, la marche n'a rien de caractéristique et ne suffirait pas par elle-même à faire reconnaître la maladie.

Le pouls est large, plein au début, il ne devient petit que vers la fin et conserve toujours une grande fréquence, alors même qu'on observe des abaissements thermiques.

Les douleurs sont assez vives tout d'abord, mais elles ne tardent pas à faire place à une insensibilité marquée.

Le système nerveux est constamment touché, ainsi que

l'a fait remarquer Billroth ; le malade ne s'inquiète pas de son état, et paraît d'une indifférence complète à ce qui se passe autour de lui. Il délire souvent, mais tranquillement, marmotte entre ses dents, descend parfois de son lit, sans but, se promène dans la salle, sans savoir où il dirige ses pas, et revient se coucher, complètement inconscient de ce qui s'est passé. D'autres fois il repose immobile dans un certain état de somnolence ; lui adresse-t-on a parole, il répond assez bien aux questions qui lui sont posées ; et alors que le pyohémique, dit Billroth, tremble quand on s'approche de lui et gémit dès qu'on le touche, le septicémique vrai reste indifférent et supporte les pansements sans se plaindre. Cette participation du sensorium, cette atteinte profonde du système nerveux est caractéristique de la septicémie, elle ne manque jamais, ajoute-t-il, et ne varie que dans ses degrés. Le malade ne se plaint pas de céphalée comme dans les autres affections fébriles, il éprouve toutefois quelques vertiges, quelque pesanteur de tête, et présente parfois des soubresauts tendineux.

La langue est sèche, fendillée, se couvre de fuliginosités, ainsi que les lèvres ; la soif est vive, l'appétit est complètement perdu ; bientôt surviennent des vomissements, une diarrhée abondante avec selles fétides, on a sous les yeux un tableau fidèle de l'état typhoïde.

La peau est sèche, chaude au début, mais les sueurs se montrent rapidement, et dans certains cas, assez marquées pour que le malade, comme le dit Hueter, gise dans un véritable bain.

Elle revêt souvent une teinte légèrement ictérique qui s'accuse surtout aux conjonctives ; c'est alors aussi qu'on

voit apparaître ces éruptions qui ont été notées par tous
les auteurs. Tantôt on observe des taches érythémateuses
ou quelques papules, mais le plus souvent ce sont des
taches hémorrhagiques, analogues au purpura, que l'on
constate. Le facies s'altère de plus en plus, il ressemble
à celui d'un cadavre, on a même signalé une odeur cada-
vérique. A ce moment il y a un abaissement considérable
de la température qui peut tomber à deux ou trois degrés
au-dessous de la normale. Le malade succombe dans un
véritable collapsus avec refroidissement général, et la mort
est souvent précédée de carphologie, de soubresauts
tendineux, d'un ballonnement du ventre, d'une dyspnée
intense, dus sans doute aux altérations du sang. Elle survient d'ordinaire, d'après Billroth, entre le quatrième et le
neuvième jour, mais la vie peut se prolonger au delà; tout
cela dépend de la forme plus ou moins aiguë de la maladie.

Il est bien rare qu'on n'observe pas, durant l'évolution
de ces phénomènes, des modifications appréciables du côté
de la plaie. La surface est décolorée, couverte de détritus,
la sécrétion est aqueuse, fluide, et répand souvent une
odeur nauséabonde. Il existe en même temps au pourtour
un gonflement œdémateux notable, parfois même un
œdème véritable; ajoutons enfin que dans nombre de
cas, Hueter a trouvé les tissus gorgés de micrococcus.

GANGRÈNE FOUDROYANTE.

Pathogénie. — Les premiers auteurs qui signalèrent
cette affection furent frappés des différences considérables qui la séparaient des autres formes de gangrène et
cherchèrent à en pénétrer le mécanisme. Ainsi, Fabrice

de Hilden, de la Peyronie, attribuaient sa malignité à une décomposition des humeurs ; Chassaignac (1850) la regardait comme une véritable intoxication traumatique : il admet la présence dans le sang de matières putrides, non par pénétration, mais s'y développant par le fait même du traumatisme. Pour Maisonneuve (1855), elle était due à la formation dans les veines de gaz putrides qui, entraînés dans le torrent circulatoire, détermineraient un empoisonnement rapidement mortel Velpeau, qui lui donne le nom d'érysipèle bronzé, l'attribue à une pénétration de l'air dans la plaie, opinion combattue vivement par Gerdy qui montre que, dans les plaies suivies d'emphysème simple, on n'observe pas d'accidents de ce genre. M. Perrin (Académie de médecine, 1871) la considère comme une infection putride due à l'absorption de matières organiques en décomposition dans la plaie.

Enfin, M. Terrillon regarde ces faits comme de vraies septicémies à forme gangréneuse, causées par l'introduction d'un virus septique spécial ; c'est aussi l'opinion de M. Ollier.

Cette dernière théorie est évidemment la plus juste, et trouve sa confirmation dans les expériences de M. Chauveau que nous avons citées précédemment. Elles nous ont montré, en effet, qu'avec certaines matières putrides, on pouvait reproduire presque complètement le tableau de notre maladie, et que très probablement il s'agissait d'un agent spécifique, d'un protoorganisme spécial, cause de ces accidents.

Cadre symptomatique. — La gangrène foudroyante survient presque toujours dès le premier ou le troisième jour

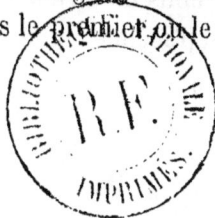

du traumatisme, avant l'établissement de la suppuration.

Le malade est pris d'une dyspnée intense qui se montre parfois dès les premières heures, il fait des efforts violents d'inspiration, et pourtant l'air pénètre facilement dans ses poumons ; cette dyspnée angoissante est persistante et redouble d'ordinaire au moment de l'agonie. N'y a-t-il pas une analogie frappante, en pareil cas, avec celle qui est signalée par tous les expérimentateurs à la suite de l'injection de matières très septiques dans les veines de l'animal ?

La fièvre est marquée, température 39,5 à 40°; le pouls atteint 120 à 140 pulsations.

Bientôt se montrent des troubles psychiques, tendance à la tristesse, le malade a des moments d'attendrissement, il survient de l'agitation à laquelle fait souvent suite un affaissement très marqué. Ce état dure un certain temps, puis tout à coup le chirurgien voit apparaître loin de la plaie, parfois à une distance considérable, une plaque livide qui s'accuse peu à peu et prend tous les caractères de la gangrène envahissante, sans que la lésion locale présente de modifications appréciable.

D'autres fois, et même le plus souvent, c'est dans la plaie que se localise le travail de mortification : gonflement, peau bronzée, phlyctènes, teinte gangréneuse, emphysème considérable. Puis ces phénomènes s'étendent, prennent une marche ascendante. Durant ce temps-là, les symptômes généraux s'aggravent. Le malade présente une altération profonde des traits, son pouls est filiforme, et il ne tarde pas à succomber dans un état comateux.

Ce tableau nous montre une des manifestations les plus graves de la septicémie aiguë.

PYOHÉMIE.

Pathogénie. — Nous avons vu, dans la dernière partie
de notre historique, que la tendance actuelle des chirurgiens en France, était de ranger la pyohémie dans la
grande classe des complications septicémiques des plaies.
Les Allemands, qui avaient tout d'abord nettement séparé
la septicémie de la pyohémie, n'ont point tardé à observer
un certain nombre de cas mixtes, et reconnu la nécessité
de créer le mot septopyohémie que nous trouvons reproduit
même par Hueter, partisan déclaré de l'idée dualiste.
Actuellement ils adoptent franchement l'unicité, ainsi qu'il
est facile de s'en rendre compte d'après la revue de Loewe
dont nous avons déjà parlé. Ils comprennent même, sous
le nom générique de pyohémie, tous les états morbides
dus à une infection du sang chez les blessés. Voici ce que
Lewe dit à ce sujet : « Il serait beaucoup plus juste de
choisir l'expression qui désigne leur lien commun : la
septicémie ou la septocémie. Mais comme on s'est habitué
à rattacher l'idée de pyohémie à l'état anatomo-pathologique que Virchow a décrit sous ce nom, et qu'en outre il
répond bien réellement au tableau clinique des deux
formes, son remplacement par le mot septicémie donnerait
lieu à des malentendus. » Il est impossible, on le voit,
d'être plus catégorique.

D'un autre côté, la découverte d'un vibrion particulier,
qui paraît être l'élément actif des processus pyohémiques,
et les expériences de M. Chauveau rapportées dans
notre première partie, contribuent, nous le croyons, au

moins dans une certaine mesure, à montrer la nature septicémique de la pyohémie.

Cadre symptomatique. — Le frisson intense avec claquement de dents est un des symptômes les plus frappants et
les plus caractéristiques de l'infection purulente.

Il se montre le plus souvent dans le courant de la
deuxième semaine.

Billroth l'a noté dans 74 0/0 des cas ; un peu moins fréquent, d'après les relevés de Hueter. Le frisson se répète
et se montre d'une façon irrégulière, rarement la nuit,
d'intensité alors variable et diminuant beaucoup de fréquence vers la fin. Il s'accompagne d'une élévation de
température pouvant aller de 41° à 42°, et de sueurs plus
ou moins abondantes. C'est un véritable accès de fièvre
qui se répète à des intervalles variés, rappelant tout à fait
le type intermittent, sauf que dans les intervalles la fièvre
persiste, mais à un degré bien moins élevé.

On conçoit les nombreuses oscillations que reproduira
le tracé, et qui jusqu'à un certain point sont pathogno-
moniques quand elles se montrent chez un blessé. En
même temps, la plaie prend un aspect blafard, se sèche,
la peau qui l'entoure devient œdémateuse, rouge, un
gonflement considérable existe à ce niveau. Bientôt tous
les caractères d'un foyer purulent se dessinent, et à l'incision il s'en échappe un pus diffluent, sanieux, d'une
odeur fétide très accusée. Une amélioration semble
se produire à la suite de l'écoulement, mais bientôt se
forme à peu de distance un nouveau foyer, qui néces-
site de nouvelles contre ouvertures, tarrtôt sur un point,
tantôt sur un autre, et chaque fois suivies d'une issue
de pus en quantité considérable. Un beau matin, le ma-

lade accuse des douleurs dans les muscles, les articu-
ations, assez vives parfois pour induire en erreur le chirurgien et lui faire croire à l'invasion d'un rhumatisme
articulaire aigu, une ou plusieurs articulations se tumé-
fient et la fluctuation y devient manifeste.

Les traits s'altèrent, un amaigrissement notable qui est
presque toujours signalé, se manifeste, principalement du
côté de la face et du cou.

La peau prend une coloration ictérique qui devient de
plus en plus accusée, et se couvre de sueurs au moment
des accès de fièvre.

Le blessé se préoccupe vivement de son état, il n'est
pas indifférent comme dans notre forme précédente, se
frappe, croit à sa fin prochaine, et redoute la moindre
intervention.

Il y a peu de troubles nerveux, une légère céphalé, un
peu de subdelirium, de l'endolorissement survient du côté
du foie, la rate se tuméfie, l'urine devient albumineuse, le
blessé accuse une dyspnée intense qui n'est point toujours
due, comme l'a fait observer Sédillot, à une localisation pulmonaire. Tout ce cortège de symptômes annonce d'ordinaire la formation des inflammations dites
métastatiques.

Enfin, la fièvre s'installe d'une façon continue, la respiration s'embarrasse, et le malade succombe dans un
état d'adynamie profonde, précédé parfois de phénomènes
nerveux ataxiques, en cas d'altérations de l'encéphale ou
des méninges.

Le tableau que nous venons de retracer représente le
type vrai, le type complet de l'infection purulente, mais
que de formes différentes à côté de cela et qui viennent

une fois de plus nous confirmer dans l'idée que la pyohémie n'est qu'une variété du processus septicémique !

En effet, M. Verneuil a cité des faits dans lesquels le frisson a complètement manqué, et a été remplacé par des hémorrhagies, tantôt fortes, tantôt faibles. Il rapporte le cas très frappant d'un jeune soldat qui mourut à la suite d'une hémorrhagie foudroyante, sans avoir présenté un seul frisson. M. Richelot, en outre, a publié plusieurs observations intéressantes, recueillies dans le service de M. Verneuil. Dans une première série, le diagnostic de septicémie avait été porté par suite de l'absence de frissons et l'autopsie montra la présence d'abcès métastatiques ; dans la deuxième, la présence des frissons fait croire au chirurgien à l'existence d'une pyohémie franche, et pourtant l'examen des organes ne révèle aucun abcès.

INFECTION PUTRIDE.

Il est encore une autre forme sous laquelle peut se montrer la septicémie en chirurgie, c'est la forme qu'on pourrait appeler chronique, l'infection putride de Bérard. « J'appelle résorption putride, dit-il, celle qui s'effectue dans les foyers où le pus est vicié, fétide ; j'appelle infection putride l'état qui résulte de cette résorption. »

Elle se produit comme conséquence des vieux clapiers anfractueux, où l'air et le pus peuvent rester en contact prolongé et devenir ainsi l'origine d'une véritable putréfaction. Ceci démontre une fois de plus la spécificité des agents ; jusqu'ici toutes les conditions voulues pour la production d'une pyohémie existent : putréfaction du pus, d'une part, absorption de l'autre, et pourtant elle ne survient pas.

Le malade est pris de fièvre, c'est un des caractères les plus constants, sur lequel insiste Bérard ; toutefois on n'a point affaire ici à ces frissons, violents et répétés, de l'infection purulente, la courbe thermique est peu élevée et dépasse rarement 39.

Mais, fait important si elle se prolonge, elle prend toutes les allures de la fièvre hectique, légères exacerbations le soir, avec petits frissons et un peu de sudation.

Bientôt surviennent des troubles digestifs, l'appétit se perd, la langue est sèche, une diarrhée parfois abondante s'installe et contribue beaucoup à débiliter le malade.

De l'amaigrissement ne tarde pas à se montrer, de la décoloration du teint, en rapport avec l'intensité des phénomènes précédents.

Tout cet ensemble peut disparaître, si le chirurgien intervient à temps, et par des contre-ouvertures donne un écoulement facile au pus, sinon la diarrhée, les sueurs, la fièvre, épuisent peu à peu le malade. Des troubles intellectuels ne tardent pas à apparaître, l'intelligence s'affaiblit et il succombe au milieu d'un délire tranquille.

ÉRYSIPÈLE.

Pathogénie. — Depuis de longues années on avait observé déjà que les symptômes fébriles de l'érysipèle étaient beaucoup trop intenses pour être rapportés à une simple inflammation de la peau.

Mais, bien qu'on reconnût à cette affection un caractère inflammatoire d'une nature particulière, c'était toujours en réalité une inflammation, et l'idée de la spécificité n'avait point encore pris naissance.

Velpeau, un des premiers en 1841, considère l'érysipèle comme le résultat d'un empoisonnement par un agent méphitique ayant pénétré dans l'organisme qui tend à l'éliminer.

Jobert de Lamballe le compare à une fièvre éruptive, en s'appuyant sur les symptômes généraux qui le précèdent, sur la desquamation qui l'accompagne.

Martin, 1865, dans sa thèse inaugurale, déclare, qu'en examinant le pus on y trouvera des vibrions dont l'influence sur les intoxications de ce genre n'est point douteuse.

Volkmann, dans son article *Érysipèle* du *Compendium* de Pitha et Billroth, émet aussi l'idée que les bactéries jouent un grand rôle dans le développement de cette affection. Peut-être, dit-il, pourrait-on attribuer l'origine de la propagation de l'érysipèle sur place aux mouvements des microphytes; mais c'est une simple hypothèse qu'il met en avant.

Hueter est peut-être le premier qui ait aperçu réellement les bactéries dans les plaques érysipélateuses, il leur attache une grande importance.

M. Gosselin, dans son article *Erysipèle* du *Dictionnaire* de Jaccoud, sans se prononcer sur la nature du poison, y voit une septicémie comme la fièvre traumatique, comme l'infection purulente.

Plus récemment, Nepveu, cherchant à constater dans les plaques érysipélateuses la multiplication des globules du sang annoncée par M. Vulpian, trouve aussi des bactéries.

Sur neuf malades dont il publie ultérieurement les observations, il rencontre huit fois des protoorganismes et cela, non seulement au niveau des plaques, mais dans le sang de parties fort éloignées. Dans le neuvième cas, la maladie touchait à sa fin, la rougeur avait disparu complètement, et c'est à cette cause qu'il attribue leur absence.

A la Société de chirurgie, la même année, la nature de l'érysipèle fît le sujet de nombreuses discussions auxquelles prirent part MM. Trélat, Verneuil, Le Fort, Sée, etc., et l'idée qui se dégage de ces discussions c'est que, pour la majorité de ces auteurs, l'érysipèle est une maladie de nature septique, due à la pénétration par la plaie ou une autre voie d'un agent extérieur septique lui-même.

En Allemagne, dans ces dernières années, on s'est occupé beaucoup de cette affection en prenant pour base l'expérimentation.

Ponfick tuait des lapins en leur inoculant des liquides provenant de phlyctènes d'érysipèle.

Le docteur Orth (de Bonn) a récemment fait paraître un mémoire important sur cette question dans les *Archives* de Klebs, 1873. En suivant le même procédé que l'auteur précédent il a obtenu constamment des signes locaux analogues à ceux de l'érysipèle : rougeur nettement limitée sur ses bords, avec œdème, phlyctènes même et dans quelques cas des abcès.

Les symptômes généraux ont consisté surtout en variations thermométriques. Il reconnaît, par suite, que la sérosité a des propriétés spécifiques, puisque sans être putride elle produit des accidents analogues à ceux de ces liquides, et « si les bactéries, dit-il, ne sont pas le véhicule direct du poison, elles en favorisent le développement, car la puissance irritative du liquide s'affaiblit quand elles sont détruites.

En 1874, Lukomski, sous l'inspiration de son maître Recklingausen, se livra à des expériences analogues.

Chez neuf malades qu'il examine, il constate quatre fois la présence d'un grand nombre d'organismes dans les plaques érysipélateuses, et explique leur absence dans les autres par la période avancée à laquelle on a procédé à l'examen. Lukomski tout d'abord étudie comparativement l'action de liquides putrides chargés de bactéries et celle de la sérosité recueillie sur des phlyctènes : dans le premier cas il provoque une phlegmasie qui n'a rien de caractéristique; dans le second, aucune trace d'inflammation.

En dernier lieu, il pratique préalablement une plaie, y dépose des liquides putrides chargés de vibrions et produit des signes locaux analogues à ceux de l'érysipèle. L'auteur n'ose pas toutefois se prononcer sur ces résultats, mais ils montrent fort bien, d'après lui, l'influence de la plaie sur le développement de la lésion.

Ces considérations pathogéniques pourraient dans une certaine mesure expliquer les faits suivant. Ainsi, Dœppe (de Saint-Pétersbourg) rapporte (Schmidt's *Jahrb.*, 1872), qu'un médecin en vaccinant neuf enfants avec du vaccin pris chez un autre atteint d'érysipèle, leur communiqua cette maladie.

M. Nepveu rappelle, de son côté, l'histoire d'un barbier qui rase un érysipélateux, et le client qui vient après contracte son affection.

En présence de tous ces résultats, ne semble-t-on pas autorisé à considérer l'érysipèle comme une maladie septique due à la présence d'agents organisés, peut-être spécifiques, pénétrant dans les tissus par une solution de continuité et de là dans le sang, ou y versant les produits de leur activité ?

Cadre symptomatique. — Les symptômes, dans leur marche, leur ensemble, ont toutes les allures d'une septicémie ; c'est un frisson analogue à celui de la fièvre intermittente qui l'annonce, avec claquement de dents parfois, indiquant la pénétration du poison dans le sang. Abstraction faite des signes locaux qui suivent le frisson, surviennent une céphalée violente, des vomissements. La température augmente rapidement, atteint 40°,41° la langue est pâteuse, sèche, il y a du délire.

Dans certains cas, soit que l'individu offre une prédisposition particulière, soit que la dose ait été plus considérable, le malade tombe dans un véritable état typhoïde. Il y a de l'adynamie, de la stupeur, des fuliginosités de la langue et des dents, du météorisme, des signes nerveux graves au milieu desquels il succombe.

FIÈVRE URINEUSE.

Nous croyons utile, avant d'étudier la septicémie sans plaies exposées, de signaler un fait intéressant, publié par MM. Gosselin et Robin (*Acad. sc.*, 1874) et qui semblerait rattacher, dans une certaine mesure, la fièvre urineuse à la septicémie.

Leurs recherches sur l'urine ammoniacale et la fièvre urineuse ont montré que celle qui le devient spontanément est plus toxique que l'urine normale à laquelle on ajoute du carbonate d'ammoniaque en nature. Ils sont tentés d'expliquer cette différence par la présence de nombreux organismes qui s'y rencontrent et qu'ils ont pu retrouver dans le sang de leurs animaux inoculés. Un millionième de goutte de sang de lapin ainsi intoxiqué a suffi pour tuer un cobaye en trois jours. — Qu'une urine de cette nature soit en contact avec une plaie où des vaisseaux peuvent l'absorber, les organismes alors peuvent joindre leur action à celle du carbonate d'ammoniaque. « Ainsi comprise, la fièvre urineuse serait un état complexe dû aux effets combinés de poisons chimiques et de poisons septiques, » disent ces auteurs.

SEPTICÉMIE SANS PLAIES EXPOSÉES.

Pathogénie. — A côté des faits précédents dans lesquels toutes les conditions sont réunies pour expliquer la nature des accidents que nous venons de retracer, il en est d'autres où elles manquent totalement ; on ne peut invoquer ni l'existence d'une solution de continuité, ni l'accès facile de l'air atmosphérique.

C'est principalement dans les affections du système osseux qu'on observe des complications de cette nature.

Ainsi l'ostéomyélite des adolescents, déjà dénommée typhus des membres par Chassaignac, s'accompagne de l'ensemble des signes rappelant une intoxication de l'économie tout entière, état typhoïde des plus complets, une septicémie véritable, en un mot.

Or, le foyer imflammatoire paraît complètement à l'abri de l'air, et la suppuration qui s'y fait rapidement ne saurait, semble-t-il, puiser dans l'atmosphère les éléments de décomposition, de putridité qu'il présente.

Comment peut-on interpréter de pareils phénomènes ?

Les explications ont assez varié, les uns cherchant à l'expliquer par l'existence de quelque diathèse antérieure, comme le rhumatisme, par l'influence d'une constitution débile, du surmenage, d'autres s'attachant surtout à la question de tissu. Ainsi certains auteurs ont trouvé dans l'état local une condition suffisante de l'intoxication, par suite de l'intensité de l'inflammation qui verse ses nombreux produits; il résulte un décollement du périoste, la rupture des tractus fibro-vasculaires d'où une multitude d'orifices béants prêts à absorber la matière purulente qui se produit si rapidement. D'un autre côté, les expériences de Cruveilhier, de MM. Gosselin et Ollivier ont montré la facilité d'absorption que possède le tissu médullaire. Voilà des conditions bien suffisantes pour rendre compte de la pénétration des éléments du pus dans le sang.

Mais ceci n'explique point pourquoi cette affection est tantôt bénigne, tantôt au contraire se montre avec un ensemble de symptômes graves, typhoïdes. M. Gosselin, dès 1871, disait que l'ostéomyélite devenue putride était cause de tous les accidents; pour lui, il y avait viciation préalable du sang par suite de la croissance. Roser, au contraire, y voit une dyscrasie consécutive au surmenage. Mais il est difficile de comprendre une altération du sang survenant sous l'influence de la croissance, qui est l'évolution normale de l'économie; d'un autre côté, le surmenage est loin d'avoir présidé dans tous les cas à la cause de la maladie, aussi nous paraît-il plus rationnel d'admettre la pénétration dans l'organisme d'éléments septiques.

Klebs en réalité a trouvé un grand nombre de spores au milieu d'une ostéomyélite spontanée. Billroth a eu l'occasion de constater aussi leur présence; enfin des expériences récentes tentées en Allemagne sembleraient le confirmer.

Kocher pratique une série de trépanations chez de jeunes animaux en usant de tous les moyens antiseptiques dont nous disposons, il ferme en outre hermétiquement l'ouverture qui a été faite, et n'observe aucun phénomène grave. Dans une autre série d'expériences, il répète la même opération avec les mêmes précautions, mais soumet ses animaux à des aliments auxquels sont mêlées des subtances : septiques, des symptômes sérieux d'infection ne tardent pas à se montrer en même temps que les liquides de la plaie, quoique fermée, subissent une vraie décomposition putride.

Ces résultats permetent donc d'admettre que si dans certaines circonstances l'ostéomyélite revêt chez les adolescents une forme grave septicémique, c'est qu'il y a sans doute altération préalable du sang par des éléments septiques venus de l'extérieur

Nous pourrions rapprocher de cette ostéomyélite un certain nombre d'autres faits qui montrent que la septicémie peut se déclarer en l'absence d'une ouverture appréciable. Des observations de cette nature ont été signalées à la suite de fractures simples, avec ou sans suppuration souscutanée, au niveau de la lésion, témoin celles publiées par MM. Chassaignac, Potain, et, plus récemment, par M. Richelot dans l'*Union médicale*, 1872-74.

On a vu de la même façon des caries, des abcès par congestion, des contusions des os, aboutir au même résultat ; nous pourrions citer encore des inflammations plus ou moins étendues du tissu cellulaire sous-cutané : anthrax, panaris, phlegmons, compliqués de septicémie.

L'absence d'une solution de continuité n'est pas un argument irréfutable contre l'idée que nous soutenons : nous n'avons qu'à rappeler les expériences qui prouvent la possibilité de l'absorption chez l'animal par les muqueuses, et celles de M. le professeur Lortet montrant la pénétration des granulations, des spores, des bactéries à travers les épithéliums, grâce à leurs mouvements ami-boïdes.

CHAPITRE II.

Historique. — La septicémie, comme nous le verrons dans le courant de ce chapitre, se rattache si intimement à l'idée de fièvre puerpérale, qu'il est nécessaire de passer en revue les diverses idées qui ont dominé tour à tour son histoire.

La plus ancienne remonte aux temps hippocratiques : elle attribue la fièvre puerpérale à la rétention des lochies ; Hippocrate peut être considéré comme le père de cette idée, qui a été, grâce à son autorité, reproduite par tous les auteurs qui se sont succédé durant un grand nombre de siècles. Ils avaient parfaitement vu qu'après les couches, les femmes sont parfois affectées de fièvre grave avec diarrhée, ballonnement du ventre, suppression des lochies, et prenant l'effet pour la cause, ils trouvèrent dans cette suppression la cause de tous les accidents. A la fin du dix-septième siècle commence une ère nouvelle avec les travaux de Puzos sur les dépôts laiteux. Il déclara formellement que la fièvre des nouvelles accouchées était due à une déviation du lait qui, diffusant dans l'organisme, pouvait devenir l'origine de nombreuses complications.

Ainsi, dans ces deux systèmes qui ont trouvé plus tard de nombreux partisans, on faisait jouer un rôle important

au défaut d'élimination de certains matériaux regardés
comme nuisibles, ou à leur introduction dans le sang en
particulier. Vers 1718, Strohter et non pas Willis, comme
on l'a souvent répété, est le premier qui ait employé le
mot de fièvre puerpérale. C'est lui qui a créé la doctrine
de l'essentialité, défendue encore actuellement par de
chaleureux partisans, c'est une fièvre essentielle spéciale
à la femme, une modification générale de son organisme
préexistant à toute altération locale.

Les travaux de Bichat marquent une place importante
dans la pathologie puerpérale. Il cherche à montrer que
les diverses manifestations puerpérales n'ont rien de spécifique en elles-mêmes et sont des maladies communes
dont la physionomie est modifiée par l'état particulier de
la femme.

A cette période, les anciennes théories sont tombées
dans l'oubli : il ne reste plus en présence que les essentialistes qui adoptent la doctrine Strohter, et les localisateurs
qui se rangent sous le drapeau de Bichat.

Grâce à l'impulsion donnée par Bichat, on peut dire
que la période qui s'écoule depuis cette époque jusqu'à la
discussion mémorable de l'Académie de médecine est la
période anatomo-pathologique de la fièvre puerpérale, et
nous ne saurions passer ici sous silence les travaux de
Dance sur la phlébite, de Tonnelé, de Cruveilhier sur la
lymphangite utérine. Ce dernier reprend l'idée qui avait
été émise déjà en 1763 par van Swieten, il compare la
femme accouchée à un blessé, la fièvre de lait à la fièvre
traumatique

En 1858, à la suite de la communication de Guérard,
la fièvre puerpérale fait l'objet de discussions nombreuses

à l'Académie de médecine. Des faits intéressants sont mis au jour, mais on n'arrive à aucun résultat définitif. Pour Depaul, Guérard, Dubois, Danyau, c'est une fièvre essentielle, une maladie analogue au typhus, se développant sous l'influence d'un virus propre à la femme en état puerpéral et produisant une altération primitive du sang.

D'après Beau, c'est une [phlegmasie liée à une maladie inflammatoire; pour Piorry, une série de phlegmasies : métrites, phlébites purulentes, etc.

Velpeau, dans le même ordre d'idées, admet qu'il s'agit simplement d'une inflammation locale modifiée par l'état général. Cruveilhier se range en partie à la théorie des deux auteurs précédents qui sont des localisateurs avérés, il croit à une maladie par infection contagieuse miasmatique, liée à une purulence des lymphatiques de l'utérus et de ses dépendances.

D'après Bouillaud, c'est une infection septique et purulente du sang avec un élément phlegmasique. Hervez de Chégoin voit dans la fièvre puerpérale une infection purulente, une infection putride.

J. Guérin compare la plaie utérine à une plaie exposée à l'air par suite du défaut de retrait de l'utérus et montre les conséquences de cette exposition.

Trousseau émet une troisième doctrine, celle de la spécificité. La maladie appelée fièvre puerpérale ne diffère pas de la fièvre de résorption ou purulente. Dans presque tous les cas, la plaie placentaire est l'occasion de la maladie. Sa cause efficiente réside dans un principe spécifique inconnu dans son essence, mais connu dans ses effets. Depuis 1858, la lutte a continué entre les essentialistes et les localisateurs. Ils s'accordent pourtant tous sur un point, l'altération de l'économie ; mais tandis que pour les premiers elle est primitive, les seconds la considèrent comme consécutive aux lésions locales. Nous ne saurions passer sous silence les belles leçons de M. Béhier sur les maladies des femmes, publiées dans sa Clinique médicale de 1864. Il s'attache à l'idée de la plaie utérine, idée qu'il développe tout au long et qui a été reprise ensuite par M. Pajot. « On conçoit, dit-il, qu'une influence quelconque venant modifier son état, la nature du liquide s'altère. » Il n'admet pas la fièvre puerpérale comme espèce morbide distincte ; elle est la réunion d'affections qui, par la combinaison de leurs lésions, de leurs symptômes, prennent une physionomie différente de celle que chacune d'elle offre quand elle est isolée. » Nous citerons encore les travaux de M. Hervieux qui reproduit l'idée de Dance et fait jouer un rôle important à la phlébite dans la production des accidents puerpéraux. M. Siredey, au contraire, se range à l'opinion de Cruveilhier : pour lui la lymphangite est le point de départ ordinaire des lésions de la fièvre puerpérale. Il n'accepte pas la fièvre puerpérale comme une entité morbide, et d'après son travail inséré dans les *Archives de gynécologie*, il montre qu'on a eu le tort de confondre sous ce nom un certain nombre d'affections bien distinctes.

M. Pajot soutenait récemment une doctrine analogue, et dans une expression imagée, se montrait un adversaire avéré de la fièvre puerpérale : « La fièvre puerpérale, dit-il, doit être reléguée au musée des antiques. »

La question n'a point été laissée de côté à l'étranger. Nous la voyons portée devant la Société obstétricale de

Londres en 1875, où elle devient l'occasion de discussions nombreuses sur ses rapports avec les maladies septiques. En Allemagne, elle a donné lieu à peu de publica tions importantes ; nous devons cependant mentionner l'ouvrage de Schrœder qui fait rentrer dans la fièvre puerpérale toutes les affections produites par une infec- tion septique provenant de la plaie.

Les travaux les plus récents se rattachent à l'idée de la septicémie, ainsi qu'on peut le voir dans les thèses de M. Quinquaud, D'Espine, et Playfair lui-même aborde franchement la septicémie puerpérale.

M. Peter, dans son second volume de cliniques, publie des leçons fort remarquables sur la fièvre puerpérale qu'il considère comme le typhus de la femme en couches. Pour cet auteur, elle est soumise à une utéro-typhisation qui peut venir de deux sources principales : des miasmes animaux qui sont la conséquence de l'encombrement, des miasmes qui s'échappent de la plaie utérine. Ces derniers, ajoute l'auteur, sont plus spécialement puerpéraux et plus spé- cialement pyogéniques, car les liquides sont purulents. Il n'est donc pas étonnant qu'on ait affaire à un typhus sur- tout pyogénique, en raison de l'origine du contage et de la leucocytose qui existe chez la femme en couches et qui la dispose à faire du pus.

M. Peter établit en outre « la justesse de la comparai- son qu'on a faite de la femme à un blessé »

Pathogénie. — D'après l'étude historique rapide que nous venons de faire de la fièvre puerpérale, on peut voir qu'au milieu du cahos d'opinions qui ont été émises sur sa nature, une idée a survécu à toutes les autres, idée inaugurée pour la première fois par Van Swieten, reprise de nouveau par un homme d'une valeur incontestable, M. Cruveilhier, c'est-à-dire l'assimilation de la femme à un blessé. C'est à elle que paraissent se rallier, nous l'avons montré, les travaux. les plus récents sur cette question difficile de la puerpéralité. Dès lors, la fièvre puerpérale, comme entité morbide spéciale à la femme, n'est plus admissible; et en effet, elle n'a, ni dans ses allures, ni dans ses lésions, rien qui indique la spécificité, et l'on ne saurait la comparer à ces affections qui se traduisent par des lésions toujours les mêmes, toujours caractéristiques, comme la variole, comme la syphilis, par exemple : c'est une infection, une septicémie assimilable à la septicémie chirurgicale. Toutefois elle mérite une description particulière, car elle emprunte, d'une part, un cachet clinique aux modifications anatomiques et physiologiques que subissent les organes du fait de l'état puerpéral; d'autre part, elle a en quelque sorte un cachet étiologique particulier qui tient aux conditions spéciales de réceptivité, de transmission du poison septique, qui résultent pour la femme du milieu où elle se trouve, des soins que réclame son état. On s'explique très bien, en adoptant les conclusions précédentes, l'éclosion de ces épidémies nombreuses qui ont tant de fois ravagé les Maternités, et il n'est point nécessaire d'admettre l'intervention d'un génie épidémique derrière lequel on se retranche et qui n'explique rien. Du moment où nous avons une blessée dont la plaie peut à un moment donné devenir le siège de modifications septiques, les faits de dissémination se comprennent d'eux-mêmes, et c'est dans la contagion que nous en trouvons l'interprétation.

C'est aux nombreuses publications qui ont paru en Angleterre, aux nombreux travaux de M. Tarnier et surtout de M. Lefort en France, qu'on doit les preuves irréfutables de ce fait, qu'on ne saurait nier aujourd'hui.

M. Lefort a prouvé par des statistiques nombreuses, la non-coïncidence des épidémies dans une même ville, ainsi à Vienne, à Paris; et de plus, la différence dans la mortalité simultanée de deux établissements voisins. En outre, ses recherches montrent que la coïncdence qui existe parfois quand la mortalité est peu élevée, disparaît quand elle augmente. « Il faudrait donc admettre, dit-il, que les prétendues influences épidémiques exercent d'autant moins largement leurs ravages qu'elles sont plus actives, et qu'une épidémie se localise d'autant plus qu'elle existe avec plus de force. »

C'est surtout par les exemples tirés de la clientèle privée qu'on arrive à montrer le néant de ce génie épidémique, car on peut suivre pour ainsi dire pas à pas la traînée que l'accoucheur laisse après lui. Des faits nombreux recueillis en Angleterre montrent des séries de cas puerpéraux appartenant à la clientèle du même médecin, de la même accoucheuse. Les écrits d'Aremberg, de Robertson, de Stwart en font foi, et pour n'en citer qu'un, nous rappellerons que ce dernier a vu six cas de mort rapide sur sept accouchées soignées par la même sage-femme, Mme Woohead.

Il est inutile de multiplier les exemples qui montrent bien le rôle de la contagion dans la dissémination de la maladie.

A l'hôpital, dans une Maternité, les rapports fréquents, les contacts multipliés viennent bien nous rendre compte

des épidémies terribles qui apparaissent à certains moments.

Ajoutons l'influence de l'air vicié, ainsi que le montrent
l'odeur caractéristique des salles envahies par la septicémie, les faits rapportés par MM. Depaul et Tarnier, qui
montrent la maladie se développant chez des femmes
enceintes et des sages-femmes même, enfin les cas de
septicémie occasionnés par des médecins qui viennent
d'assister à des autopsies.

Là encore, le toucher pratiqué à chaque instant par
les sages-femmes, par les étudiants, se transportant d'un
lit à l'autre en oubliant les précautions que la prudence
recommande, expliquent la multiplicité des cas.

Il n'est point douteux, d'un autre côté, que les divers
instruments mis en rapport avec les organes génitaux, tels
que les sondes, les forceps, ne jouent le même rôle. Jusqu'aux objets de pansement, éponges, linges, pièces de
literie, qui peuvent devenir des causes d'infection; on a
rapporté en effet des cas où le linge prêté par des établissements de charité à des femmes en couches, avait été le
point de départ des accidents. Les conditions réalisées par
l'accouchement dans l'appareil de la génération viennent
nous expliquer le mécanisme de la pénétration des substances infectieuses. En effet les accoucheurs ont observé
depuis longtemps que les organes génitaux présentent
souvent des solutions de continuité à travers lesquelles
elles peuvent pénétrer facilement. Cependant il est difficile de comprendre comment ces dernières atteignent
l'insertion du placenta, puisque, après l'accouchement,
l'utérus, revient sur lui-même, se fronce et met en
quelque sorte l'organe à l'abri de l'air. Mais on sait que,

chez les primipares surtout, la parturition s'accompagne presque fatalement d'une déchirure du col, qu'il en
existe fréquemment aussi dans le vagin ou à son orifice ; et la
position déclive de l'ulcération qui l'expose au contact de
l'air et des lochies explique la possibilité d'une infection.
Dans les cas d'inertie utérine les conditions sont bien chan-
gées, l'orifice est béant, il a y une sorte d'appel d'air et dès
lors plus d'obstacle à la pénétration. Les veines, dont le
calibre est considérable par suite du développement de
l'utérus, les lymphatiques surtout sur lesquels M. Lucas
Championnière a attiré particulièrement l'attention et dont
le volume est notablement augmenté, le trajet court de
la face interne de l'utérus au péritoine, voilà les voies
d'absorption, les voies de pénétration des substances septiques.

Les agents septiques, quels sont-ils? Peuvent-ils être
assimilés par leur nature à ceux dont nous avons parlé à
propos de là septicémie chirurgicale? L'assimilation que
nous avons faite de la femme au blessé semblait l'indiquer,
et les recherches récentes paraissent le confirmer.

Déjà, en 1869, M. Delore signalait la présence des
bactéries dans les lochies, et à ce sujet il s'exprimait ainsi :
« Toutes les fois, dit-il, que les femmes ont présenté des
accidents à la suite des couches, j'ai rencontré des bactéries dans les lochies ; j'en ai rencontré dans le vagin, l'utérus, les exsudats péritonéaux. Je n'ai pu en observer dans
le sang. Le docteur Orth, durant une épidémie de fièvre
puerpérale dont il fut témoin en 1872-1873, fit des recherches dans le même sens. Il trouva des parasites
caractérisés par des corpuscules arrondis, libres ou réu-
nis en chaînettes ; ils existaient dans toutes les parties

atteintes et cela constamment ; il a de la tendance à considérer cette forme comme spéciale à la fièvre puerpérale, et ils ne se transforment jamais, d'après lui, en bactéries véritables.

Le docteur Lee les a rencontrés de son côté d'une façon constante.

Heiberg, dans un travail des plus intéressants, publié en 1875, établit que les organismes se montrent dans la plupart des cas de fièvre puerpérale, qu'on peut suivre leur passage à travers les veines, les lymphatiques, et qu'on les trouve dans les différents organes et dans les produits pathologiques.

Les communications récentes de M. Pasteur à l'Académie de médecine en 1875 sont venues jeter encore un jour nouveau sur la nature des agents probables de la septicémie puerpérale.

Dans plusieurs circonstances, il a noté d'une façon irréfutable la présence des microbes soit dans les lochies, soit dans le sang de femmes atteintes de l'infection. Ainsi, chez une malade de M. Hervieux, il trouva les lochies remplies d'organismes. L'examen du sang ne révéla le microbe que d'une façon douteuse ; mais, ensemencé dans un milieu de culture, il donna un vibrion toujours le même sans mélange d'autres, formé de couples de grains ou de chapelets de grains. Il put même annoncer l'apparition de la fièvre puerpérale alors qu'on ne la soupçonnait pas, et le fait réalisa sa prédiction, car quelques jours après, la malade succombait à cette maladie. Du sang recueilli après la mort, les exudats de l'utérus, des trompes, du péritoine, montrèrent encore le même organisme.

Mêmes résultats dans l'examen des lochies d'une femme qui se trouvait dans le service de M. Raynaud.

Mêmes résultats encore chez une femme examinée à l'hôpital Lariboisière.

Malgré cette constance du petit organisme en question, M. Pasteur, en présence de la grande variété des vibrions qu'il a trouvés dans les lochies, ne croit pas qu'il y ait un microbe spécifique à la fièvre puerpérale ; il pense que l'un quelconque de ceux qu'on y rencontre peut devenir la source des accidents qui varieront d'intensité suivant la quantité des agents qui pénétreront dans l'organisme. Suivant aussi qu'ils pénétreront par les vaisseaux, les lymphatiques, il y aura des phlébites ou des lymphangites ; dans tous les points en un mot où ils arriveront ils laisseront des traces de leur passage.

De l'ensemble de ces faits, il paraîtrait donc rationnel d'appliquer à la septicémie puerpérale la doctrine parasitaire de la septicémie chirurgicale, qui s'appuie sur un grand nombre d'expériences. Sans affirmer que le microbe est l'agent immédiat de l'infection, comme le voudrait M. Pasteur, on pourrait admettre, avec M. Chauveau, que ses produits jouent certainement un rôle important dans l'apparition des accidents, c'est ce qu'on voit dans les cas de fermentation putride qui s'observent à la suite de rétention de fragments de placenta ou de caillots dans la cavité utérine.

Les expériences récentes viennent, du reste, confirmer la réalité des idées que nous émettons ici. M. Quinquaud ayant injecté dans l'utérus d'une chatte accouchée depuis douze heures du liquide utérin provenant d'une femme morte de péritonite puerpérale, l'animal présenta de la

fièvre et mourut huit jours après, avec des infarctus purulents du foie.

Hausmann a observé chez les lapins des signes de septicémie due à la rétention dans la matrice d'un débris de
fœtus ce qui est assez fréquent chez cet animal; les
vétérinaires ont observé des faits semblables chez d'autres
animaux. M. D'Espine, de son côté, chez une lapine pleine,
injecte, après un accouchement artificiel, des liquides
putrides dans l'utérus et développe tous les accidents de
la fièvre puerpérale.

. Ces deux auteurs, avec du liquide provenant des lochies,
ont obtenu tantôt des lésions de la pyohémie, tantôt des
intoxications rapides sans altération déterminée.

Ainsi la femme peut s'infecter elle-même, comme nous
l'avons vu, par la résorption des produits provenant de la
décomposition des matières animales qui se rencontrent
dans les organes génitaux; mais il n'y a pas, à proprement
parler, auto-infection comme on l'entend généralement,
puisqu'elle emprunte à l'air les ferments qui paraissent
nécessaires aux phénomènes de la fermentation putride.
Cependant le plus souvent l'infection a sa source chez une
malade atteinte de fièvre puerpérale et lui est apportée par
un contact direct, ainsi que nous l'avons montré dans le
courant de cet exposé.

D'autres fois, c'est le cadavre de malades morts de maladie étrangère à la puerpéralité, et à cet ordre de faits
bien connus se rapportent les nombreuses observations de
Semmlivéis que nous ne saurions rapporter ici. Enfin,
une dernière source d'infection se trouve dans les cadavres
de femmes mortes de septicémie puerpérale, et il n'est pas
d'accoucheur qui n'ait à la mémoire quelques exemples de

ce genre, témoin les relations de Simpson, de Renton, de M. Depaul. L'activité de cette dernière source semblerait être supérieure à la précédente, et serait en faveur des accoucheurs qui admettent dans le contage de la fièvre puerpérale un agent spécifique, mais ce fait est loin d'être prouvé.

Partie clinique. — Après ces considérations sur la pathogénie de la fièvre puerpérale, il est utile de montrer par quelles manifestations symptomatiques elle peut se traduire. La meilleure méthode à suivre est encore de décrire un certain nombre de types qui en faciliteront l'étude.

Nous verrons que si la septicémie puerpérale est assimilable dans son origine, son développement, à la septicémie chirurgicale, il est possible de faire entre les deux de nombreux rapprochements dans l'évolution des symptômes.

De même que, pour cette dernière, il existe des cas atténués, des formes graves, enfin des formes suraiguës, que tous les chirurgiens ont eu malheureusement l'occasion d'observer, de même on retrouve ici des formes semblables. Il est probable aussi que ces différences, comme nous avons eu déjà l'occasion de le dire, tiennent à la quantité et peut-être aussi à la qualité des éléments septiques.

FIÈVRE D'INFECTION LÉGÈRE.

Cet état fébrile a été successivement, suivant les théories, attribué à l'afflux du sang vers les mamelles, à leur distension par le lait, ou encore à la rentrée dans le torrent de la circulation de ce liquide sécrété en trop grande abondance.

Mauriceau, un des premiers, combattit cette idée et montra que diverses circonstances indépendantes de la montée du lait pouvaient expliquer son apparition.

Depuis le commencement du siècle les auteurs sont très partagés sur cette question. En Allemagne, les uns l'admettent dans de certaines limites, comme Schrœder, Hecker ; ce dernier l'accepte parce qu'il ne voit rien autre chose pour l'expliquer. D'autres, au contraire, comme Winckel, Grunewaldt, disent que la fièvre des accouchées n'a rien à voir avec la fièvre de lait. Grunewaldt va même plus loin, il la compare à la fièvre traumatique des blessés et lui conserve ce nom.

En France, les accoucheurs ne sont pas moins partagés. Toutefois des auteurs dont la compétence est indiscutable, comme MM. Depaul, Stoltz, la nient formellement. Les travaux récents qui s'appuient sur les données thermométriques et parmi lesquels nous citerons le mémoire remarquable de M. Chantreuil et la thèse de M. d'Espine, ont fait justice des errements précédents, en montrant par leurs tracés qu'en dehors de quelque complication du côté de l'utérus la montée du lait ne s'accompagne d'aucune élévation de température.

Quant à l'explication des prétendues fièvres de lait : si, d'un côté, nous réfléchissons que cette fièvre qu'on a comparée à juste raison à la fièvre traumatique n'est point constante, comme le montrent les statistiques, entre autres celle de M. Quinquaud, qui ne l'a rencontrée que 70 fois 0/0, et si, d'un autre côté, il n'existe pour l'expliquer aucun état morbide local du côté des organes génitaux, ainsi qu'on peut s'en rendre compte dans les vingt-deux observations publiées par M. d'Espine, n'est-on pas autorisé, avec ce dernier, à l'attribuer à la résorption sur place, et y voir une septicémie atténuée? ainsi que nous l'avons montré pour la fièvre tramautique des blessés.

Cette idée, avait été, du reste émise par des auteurs de mérite, ainsi Cruveilhier l'appelle fièvre traumatique puerpérale simple, et ne voit qu'une différence de degré avec les cas d'infection confirmée.

C'est la même opinion qu'on trouve reproduite par Natalis Guillot : « Elle est à la fièvre puerpérale, dit-il, ce que l'embarras gastrique le plus léger est à la fièvre typhoïde. »

Mourette, en 1855, la considère aussi comme une forme mitigée de la fièvre puerpérale.

Le plus habituellement elle s'allume le troisième jour, parfois le deuxième, et très rarement le premier ou le quatrième. Rarement la malade est prise d'un frisson véritable, c'est plutôt une sensation de froid, d'horripilation. Le pouls s'accélère, mais sans jamais dépasser 110 à 115 pulsations. La température monte rapidement, en vingt-quatre, trente-six heures elle atteint son fastigium, puis décroît bientôt à 39°,2 et 39° pour descendre, le deuxième ou le troisième jour, à 38° et au-dessous.

Il n'y a donc pas de plateau, ainsi que le fait observer M. Quinquaud, c'est un angle aigu ou légèrement obtus que décrit la courbe. Elle s'accompagne le plus souvent de phénomènes de lassitude, de courbature, de quelques troubles digestifs, la langue est pâteuse, il y a de l'inappétence. Cependant l'appétit est parfois conservé et la malade se sent si bien, qu'on ne saurait lui persuader de prendre des précautions qui lui paraissent inutiles. Elle dure en général d'un à trois jours, mais peut être prolongée par une petite fièvre secondaire jusqu'au huitième ou dixième jour, elle prend dès lors le caractère rémittent : l'état général est plus grave, on constate de la diarrhée, il y a un certain degré de fétidité des lochies, la rétraction utérine s'arrête dans son évolution, la malade s'affaiblit. Cette petite fièvre n'est point la fièvre secondaire véritable des auteurs tenant à quelque complication inflammatoire, car M. D'Espine n'a pu observer par l'examen le plus attentif aucune anomalie sur l'état local ; aussi, en s'appuyant sur cette absence de lésions et l'influence des injections détersives dans sa disparition, il croit qu'on doit les relier l'une à l'autre et les rattacher à un certain degré de résorption.

ABCÈS INFECTIEUX.

C'est le plus souvent dans le courant d'une épidémie qu'ils se montrent. Leur apparition est rapide, mais leur disparition ne l'est pas moins ; ils se terminent toujours par la guérison sans aucune intervention. La femme a certainement été touchée par le poison infectieux, mais par suite de conditions que nous ne connaissons point, la dose a été insuffisante pour donner lieu à des accidents confirmés.

C'est d'ordinaire vers le troisième jour, parfois le quatrième, que débutent les phénomènes. La malade est prise d'un frisson intense, accompagné de douleurs abdominales avec ou sans état nauséeux. La peau est chaude, sèche, le thermomètre arrive rapidement à 40°, 41°, le pouls à 100, 120, mais tout ceci d'une façon brusque, presque instantanée ; la femme se plaint de douleurs dans les aines, dans

les flancs; les troubles digestifs s'accusent, l'appétit est
nul, la soif vive, les douleurs sont exagérées par le
mouvement, la pression. Il y a un peu de tension abdo-
minale. Le facies s'altère un peu, il y a de l'amaigrissement déjà, l'organisme semble frappé d'une manière
sérieuse; mais vers le quatrième jour, et même plus tôt,
le médecin est tout surpris en examinant sa malade de
constater que la température est tombée à 39°, que le
pouls est descendu à 100 ou 90, décroissance qui continue
du reste rapidement.

La défervescence est souvent accompagnée de quelque
phénomène critique, comme des sueurs ou une éruption
d'herpès sur la lèvre.

SEPTICÉMIE AIGUË.

La septicémie aiguë est la forme la plus commune
de l'infection et l'on peut ranger sous ce titre un grand
nombre des affections qui constituent le cadre de la fièvre
puerpérale. Mais de toutes la plus fréquente et la plus
connue est la forme péritonéale dont nous allons retracer
le tableau en quelques lignes.

La maladie débute d'ordinaire, le deuxième jour après
l'accouchement, par des frissons avec claquement de
dents, ou encore un léger frisson qui peut même manquer
complètement.

A ce frisson succèdent les signes de la paramétrite,
sensibilité sur les cotés de l'utérus, accompagnée de symptômes fébriles. La douleur augmente, s'étend, envahit
tout l'abdomen; elle est souvent si violente, que les malades ne peuvent supporter le poids de leur couverture.

Dans la péritonite puerpérale elle est souvent cependant insignifiante, fait qui peut être dû à l'état de stupeur de la malade. Toutefois, ce qui montre bien qu'il y a quelque chose de spécial ici, c'est qu'on a trouvé parfois à l'autopsie des péritonites généralisées qui s'étaient traduites à peine par quelque sensation douloureuse, et dans lesquelles il fallait presser sur les côtés de l'utérus pour réveiller de la sensibilité.

Le météorisme s'accuse, gagne les parties supérieures, refoule le diaphragme, empêche le jeu de ce muscle, comme il est facile de s'en assurer en appliquant la main à l'hypogastre : on trouve alors que cette région n'est plus soulevée durant l'inspiration comme à l'état normal. La température est élevée, peut atteindre 40°,41°. Mais il y a souvent des irrégularités, aussi le caractère du pouls est-il plus important. C'est lui souvent qui donne le signal d'alarme, il s'élève dans l'espace de douze heures de 64 à 120 pulsations, alors qu'il existe parfois un désaccord complet avec la chaleur qui ne dépasse pas 38°,5, 39°. Bientôt surviennent des nausées, des vomissements répétés de substances verdâtres caractéristiques, des selles fréquentes d'une odeur infecte ; la langue est sèche, les lèvres fuligineuses.

La malade est dans un état de sopor profond, indifférente à ce qui se passe autour d'elle, rappelant tout à fait l'aspect d'une typhique.

Parfois se montrent sur la surface cutanée des éruptions, si fréquentes dans les affections septicémiques, véritables congestions cutanées, d'apparence érythémateuse, rubéolique, ou rappelant la fausse scarlatine décrite par Helm.

Les signes précédents s'accentuent de plus en plus, la

respiration devient plus difficile, anxieuse par suite du refoulement du diaphragme, la face prend une expression d'angoisse et une teinte légèrement cyanosée. Bientôt on voit la température s'abaisser, alors que le pouls devient au contraire plus fréquent ; les extrémités sont glacées et les malades succombent au milieu de cette dépression profonde. On a voulu faire de cette affection une simple péritonite, et les partisans à outrance de cette idée prétendent qu'il n'y a point de différences anatomiques avec la forme commune, ce qui est une inexactitude.

On trouve, en effet, toujours dans les organes génitaux de la femme une lésion primitive, dont la péritonite n'est que la conséquence. Buhl signale la lésion utérine dans les cinquante faits qu'il rapporte ; Duplay, Tonnelé l'ont constatée également. De son côté, d'Espine a vu dans toutes les nécropsies qu'il a eu l'occasion de faire, l'utérus volumineux non rétracté, ayant dans sa cavité des débris de caillots ou de placenta plus ou moins putréfiés.

La péritonite est accompagnée, ajoute-t-il, de congestions viscérales, parfois même de véritables ecchymoses, enfin d'un état poisseux du sang qui annoncent évidemment l'existence d'une infection générale.

SEPTICÉMIE SURAIGUE.

Cette forme a une analogie remarquable avec les accidents que nous avons observés chez les animaux à la suite d'injections de doses considérables de substances septiques. Nous avons montré que dans ces conditions ils pouvaient être foudroyés en quelques instants et sans que l'autopsie vînt révéler la présence de lésions capables d'expliquer leur apparition ; la même chose s'observe aussi dans la puerpéralité: c'est principalement dans les Maternités, au milieu d'un foyer épidémique, que notre forme se présente d'ordinaire.

Les accidents apparaissent rapidement quelques heures après l'accouchement ; parfois, si ce dernier se prolonge, l'organisme est déjà frappé avant sa terminaison, souvent il n'existe pas de frisson, le premier symptôme est une élévation de la température qui atteint dès le premier jour un niveau élevé. Le lendemain, on trouve parfois une rémission matinale même assez accusée, puis à partir de ce moment elle prend une marche définitivement ascendante sans aucune rémission jusqu'au moment de la mort.

Le pouls suit la marche de la température, il est très rapide, faible, parfois presque imperceptible et présente des irrégularités.

Il y a peu de vomissements, formés alors seulement par les boissons, jamais on n'y constate la présence de la bile, point de ces matières porracées de la péritonite généralisée, ce sont plutôt des éructations fréquentes, un état nauséeux.

La malade présente une diarrhée abondante, des selles parfois cholériformes, comme chez les animaux en expérience.

Elle n'accuse aucune douleur, on ne trouve pas de ballonnement du ventre.

Bientôt des signes considérables surviennent du côté de la respiration : dyspnée intense, mouvements respiratoires très accélérés, avec une véritable sensation d'angoisse.

Si la malade ne meurt pas dès le deuxième jour, le lendemain les symptômes s'accentuent encore davantage, il s'y joint un abattement des plus marqués, un affaissement graduel, une altération profonde des traits, du refroidissement des extrémités, et la mort survient dans un véritable collapsus.

A l'autopsie, on ne constate rien, nous l'avons dit ; tout au plus de la congestion du côté des poumons, des organes abdominaux. La dose du poison a été assez considérable ou son activité assez grande pour que des lésions caractérisées n'aient pas eu le temps de se produire.

SEPTICÉMIE PYOHÉMIQUE.

On a pu voir, dès le commencement de ce travail, que nous partagions l'opinion de M. Verneuil sur l'assimilation de la pyohémie à la septicémie, nous ne saurions toutefois adopter ses idées sur le mécanisme des lésions métastatiques; ainsi que nous l'avons vu à propos de la septicémie chirurgicale, les expériences récentes semblent avoir fait justice de l'embolie.

D'un autre côté, il est difficile de se prononcer sur la question de la spécificité, qui paraît résulter des expériences communiquées par M. Chauveau au congrès de Nantes. Ce qu'il y a de certain, c'est que tous les accoucheurs ont regardé et regardent encore la pyohémie comme directement liée à la phlébite. Ne sait-on pas que la plupart des observations de Dance sur les relations entre la phlébite et les abcès viscéraux sont empruntées à la puerpéralité? La pyohémie puerpérale diffère donc déjà par ce côté de la forme ordinaire où elle manque le plus souvent; d'un autre côté, nouvelle différence à signaler, autant les abcès viscéraux sont fréquents, la règle dans la pyohémie chirurgicale, autant ils sont rares ici.

Le début a lieu le plus souvent du cinquième au dixième jour, par des frissons accompagnés de sueurs et de céphalalgie.

La douleur spontanée manque souvent, ou si elle existe, elle est peu accentuée, il faut la chercher. La pression superficielle ne provoque pas de sensibilité douloureuse, et il est nécessaire d'exercer une pression un peu énergique pour la réveiller. Le ventre n'est pas augmenté de volume, il est au contraire souple, aplati même, et l'examen de la région hypogastrique n'y révèle aucune tumeur.

Les frissons se répètent, la fièvre prend un type irrégulier, et la température s'élève ou s'abaisse souvent plusieurs fois dans les vingt-quatre heures.

Les malades, comme nous l'avons indiqué à propos de la septicémie chirurgicale, se sentent profondément touchées, sans se plaindre réellement, elles geignent parfois à haute voix et sont tourmentées par des idées de mort. Les facultés intellectuelles ne tardent pas à se prendre, il y a du délire, de l'agitation suivie bientôt d'assoupissement. L'ictère se montre bientôt, · le plus souvent dû à de la congestion simple, car, ainsi que nous l'avons dit, les abcès métastatiques viscéraux sont relativement rares dans la pyohémie puerpérale ; des hémorrhagies abondantes se font souvent du côté des organes génitaux. On voit survenir alors de la toux, des douleurs thoraciques, une expectoration sanguinolente, indiquant quelque congestion pulmonaire, ou bien encore une albuminurie avec urines sanglantes si le rein a été touché. Mais c'est surtout du côté des parties superficielles que se font les localisations de cette forme de pyohémie. La malade accuse tout à coup des douleurs articulaires et l'examen de la jointure y révèle de la suppuration, ou bien ce sont encore des phlegmasies cutanées ou intra-musculaires suppurées et peut-être encore plus souvent des suppurations des ganglions lymphatiques.

La maladie peut se termiṅer par guérison, mais le plus souvent la fréquence du pouls augmente en même temps que la température baisse, que la somnolence et le coma se dessinent, et la mort survient dans cet état après une durée de dix à quinze jours.

CHAPITRE III

Nous arrivons maintenant à une question bien épineuse, celle du rôle de la septicémie dans les affections médicales proprement dites.

Dans les chapitres précédents, les rapports étroits qui unissaient l'état du blessé ou de la femme en couches à l'animal en expérience, s'éloignent beaucoup ici, et nous manquons de guide pour l'interprétation des faits. Le plus souvent, nous ne pourrons émettre que des idées hypothétiques et indiquer la voie dans laquelle on devra diriger les recherches pour arriver à quelques résultats.

Il est important, malgré cela, de passer en revue les principales affections dans lesquelles la septicémie se montre soit à l'état de pure complication, soit de maladie vraie, d'entité morbide en un mot.

SEPTICÉMIE D'ORIGINE RESPIRATOIRE.

Il est inutile, nous croyons, avant de passer à l'étude de la septicémie étudiée dans ce chapitre, de chercher à prouver la possibilité de l'absorption par les voies respiratoires. C'est un fait dont la démonstration ne saurait être niée aujourd'hui, et que les expériences de M. Magendie, Bernard,

de Goyer, de Lortet et de beaucoup d'autres ont bien mis
en lumière.

Inhalations de gaz et de miasmes.

Les personnes qui respirent les émanations de matières
organiques en voie de putréfaction, présentent quelquefois des accidents qu'il faut rapprocher des infections
septiques, dont elles représentent une forme ordinairement
bénigne. Dans les amphithéâtres d'anatomie, à l'époque
des chaleurs, alors que la décomposition des cadavres se
fait rapidement, de même que dans les salles de blessés,
les faits de ce genre ne sont pas rares. On les observe
surtout chez les individus qui ne sont pas habitués à
vivre dans cette atmosphère; quelques personnes y sont
tout particulièrement prédisposées et chez elles l'accou-
tumance ne s'établit que lentement et d'une façon d'ailleurs incomplète.

Il faut surtout incriminer les gaz qui se dégagent des
cadavres en putréfaction (sulfhydrate d'ammoniaque, hydrogène sulfuré), mais sans doute aussi les microgermes
qui ont abondamment pullulé dans le milieu si favorable
à leur sélection, et flottent innombrables dans l'atmosphère.

Les symptômes prédominent du côté de l'appareil digestif; ils varient beaucoup d'un sujet à l'autre. L'appétit
est un peu diminué, la bouche pâteuse. Une diarrhée remarquable par sa fétidité, comparable à celle du cadavre
putréfié, survient, accompagnée de coliques et dure un ou
plusieurs jours. Quelquefois il n'y a que deux, trois selles
diarrhéiques et la santé se rétablit, à moins que le

maladene s'expose trop tôt aux causes qui ont provoqué sa
maladie. Dans d'autres cas, les selles sont fréquentes
pendant cinq ou six jours. Alors le malade éprouve de la
fatigue, du malaise, de la céphalalgie, et un léger état
fébrile peut se produire. En général, la guérison est rapide,
mais, dans des circonstances heureusement fort rares,
les coliques sont violentes et se compliquent d'accidents
dysentériformes avec pâleur des téguments, sueurs fétides, amaigrissement considérable, nausées, vomissements. Même dans ce cas, la guérison est la règle, mais
n'est pas complète avant une quinzaine de jours.

Dilatations bronchiques et bronchites fétides.

Les cavités plus ou moins considérables qui constituent
les dilatations bronchiques sont rarement vides. D'ordinaire
elles contiennent une quantité notable d'un liquide dont
la base est du mucus diversement altéré, d'une odeur généralement fade, mêlé à du pus. C'est une sécrétion liquide
séreuse tout d'abord, d'après Dietrich, qui s'épaissit plus
tard et prend une couleur jaune sale. Dans certaines circonstances, le contenu se concrète en une masse calcaire
qui adhère à la face interne de la bronche et devient inoffensive; mais, parfois, sous l'influence sans doute des
agents ordinaires de la putréfaction, il peut subir une
véritable décomposition putride, et être exhalé sous
forme de crachats gris sales, exhalant une odeur analogue à celle de la gangrène. Si, d'un autre côté, on ré-
fléchit, comme le fait remarquer M. Barth, qu'un liquide
dans de telles conditions, surtout s'il est sécrété en grande
abondance, se trouve en contact avec des conduits bron-

chiques, c'est-à-dire avec un organe à travers lequel l'absorption est très énergique, il est difficile de mettre en doute les dangers auxquels est exposé le malade. Ces dangers, il faut bien le dire, se réalisent assez rarement, ce qui tient sans doute à la qualité du liquide, mais principalement à l'état de la muqueuse.

Cette dernière est, en effet, profondément modifiée dans sa structure; on trouve parfois, comme M. Barth l'a signalé, une pseudo-membrane tapissant sa surface interne, de plus, ses éléments propres sont envahis par du tissu conjonctif qui étrangle les glandes, comprime les vaisseaux et par suite modifie notablement les conditions d'absorption.

Parfois cependant, soit qu'il y ait peu d'altération de la muqueuse, soit au contraire que des ulcérations aient été la conséquence de la décomposition putride, certains signes de résorption se montrent. Le malade est pris d'un léger mouvement fébrile qui s'accentue peu à peu et revêt tout à fait les caractères de la fièvre hectique. Quelques troubles digestifs surviennent, de la diarrhée, des sueurs, et c'est dans ces cas que le diagnostic avec la caverne tuberculeuse devient difficile.

Ces symptômes sont le plus souvent passagers, et ne compromettent pas la vie du malade; d'après Katz pourtant, la mort dans la dilatation bronchique pourrait être le résultat de la simple absorption des produits putrides. Les mêmes considérations peuvent s'appliquer aux faits de gangrène curable du poumon, étudiée par Briquet, et connue sous le nom de catarrhe bronchique pseudo-gangréneux; à cette bronchite putride décrite par Traube, qui se rapproche beaucoup de la précédente, et dans laquelle ce dernier auteur admet la présence de proto-organismes provoquant des fermentations putrides de nature spéciale,

Pleurésie purulente.

Lorsqu'une pleurésie purulente aiguë s'évacue par les bronches ou qu'on lui crée une voie artficielle par la ponction du thorax, on peut voir survenir des accidents de nature septique. En effet, sous l'influence de la pénétration de l'air par l'ouverture, le liquide subit parfois une véritable décomposition putride. Dans ces conditions, le pus prend une odeur infecte et le malade est intoxiqué par la résorption qui s'opère encore assez facilement par la plèvre, dont la surface n'est point notablement modifiée à la période aiguë

Alors survient de la fièvre, de petits frissons, l'appétit se perd, les digestions deviennent difficiles, la diarrhée se montre à son tour, et, si le médecin n'intervient point, le malade peut succomber avec les signes de l'infection putride.

Ces faits sont bien plus rares quand il s'agit d'épanchements anciens en communication avec l'extérieur; ceci s'explique par la présence de fausses membranes épaisses qui tapissent parfois toute la surface interne de la séreuse et changent complètement les conditions d'absorption.

Il ne faudrait pas croire que cet ensemble de signes se montre souvent; il est rare, au contraire, de le rencontrer, surtout si l'on a affaire à des fistules broncho-pulmonaires à travers lesquelles l'air circule librement. C'est un fait d'observation qui avait été noté par Poggiale : il

affirmait que, s'il était impossible d'empêcher l'entrée de
l'air dans une cavité où se trouvent des substances capables de se décomposer, il est préférable d'avoir une
large ouverture qui permette à l'air de se renouveler librement.

Dans certains cas, les signes de putridité paraissent se
passer à l'abri de l'air, et, lorsque l'indication de faire la
ponction est commandée par l'état général, par des symptômes de résorption, on tombe sur un liquide d'une odeur
nauséabonde et qui rappelle par ses caractères celui dont
nous avons parlé précédemment. Il n'est pas impossible,
en pareil cas, que les ferments aient pénétré par quelque
voie indirecte à travers l'épithélium pulmonaire, ainsi que
l'expérimentation le confirme, et ne soient venus se mettre
en rapport avec l'épanchement.

Pneumonie.

Certaines pneumonies, surtout des pneumonies gangréneuses, présentent parfois un ensemble de signes très
graves caractérisés par un état ataxo-adynamique des plus
accusés. Les malades sont en proie à un véritable délire
d'action; on est obligé de les attacher dans leur lit pour
qu'ils ne se blessent point ou ne se jettent pas sur les personnes qui les entourent. La peau est aride, brûlante; la
température atteint un chiffre très élevé; des frissons se
montrent; puis surviennent de la diarrhée, des douleurs
articulaires qu'on peut prendre pour du rhumatisme;
enfin un coma terminal. Au milieu de cet état général dé-
sespéré, des localisations se font du côté de la peau ou dans

les viscères, venant confirmer le clinicien dans l'idée qu'on
a affaire à une véritable septicémie suraiguë. L'autopsie, en
pareil cas, vient montrer l'exactitude du diagnostic, en fai-
sant découvrir des infarctus, des foyers purulents dans
divers organes.

A côté de cela, il existe d'autres formes de pneumonie
graves qui, sans être fatales, présentent dans leur évolution
des complications du côté de la parotide, des articulations,
et qui ne sauraient s'expliquer que par la résorption de
produits septiques. Ces complications se montrent parfois
d'une façon inattendue, alors que la maladie tendait à la
guérison, mais surtout chez des alcooliques.

Des observations de ce genre ont été rapportées par plusieurs auteurs, entre autres par M. Lancereaux (*Gazette
médicale*, 1864), par Griensiger (*Arch. der Heilkunde*); enfin nous trouvons un fait de la même nature inséré dans
la *Revue des sciences médicales de* 1870, qui appartient à
Knesse.

Phthisie pulmonaire.

Ce serait certainement une erreur que de considérer
d'une façon générale la fièvre de la tuberculose pulmonaire comme une fièvre septicémique. Elle se montre en
effet souvent dès le début, alors que les conditions qui
peuvent expliquer l'intervention d'agents septiques ne peuvent encore exister. Tout le monde admet, d'un autre
côté, que dans les deux premières périodes de la maladie
elle est hautement commandée par les poussées inflammatoires qui accompagnent l'évolution tuberculeuse.
Mais à la troisième période, alors que le malade est por-

teur de larges cavernes creusées au sein de ses poumons, ne pourrait-on point la considérer comme le résultat d'un processus septicémique?

Les conditions dans lesquelles elle se développe, les caractères qu'elle présente, justifient bien dans une certaine mesure une pareille opinion.

Nous trouvons en effet dans ces excavations du pus toujours en petite quantité, il est vrai, mais qui au contact de l'air subit aisément des transformations; c'est le plus souvent un liquide ichoreux d'une odeur plus ou moins fétide, un véritable pus putride, doué par suite de propriétés septiques. Les cavernes d'ordinaire à parois anfractueuses, infiltrées de tissu conjonctif qui tend à étouffer les vaisseaux embryonnaires à leur période de formation, n'offrent point toutefois une voie d'absorption facile aux produits septiques. Mais, d'une part, tous les vaisseaux ne sont pas envahis à la fois; de l'autre, les crachats chargés d'éléments septiques cheminent le long des bronches et de la trachée, qui présentent fréquemment des ulcérations et par suite des voies toutes ouvertes à l'absorption. Ajoutons, de plus, que les crachats sont en partie déglutis, pénètrent dans le tube digestif, souvent le siège d'ulcérations semblables, nouvelle voie d'introduction. Examinons maintenant si cette fièvre des tuberculeux, qui est au fond une fièvre hectique, offre des caractères qui permettent de la rapprocher des fièvres septicémiques.

A cette période, l'allure du tracé est notablement modifiée; le type intermittent s'accuse nettement. Les rémissions et les exacerbations sont fortement accentuées, il se présente parfois, comme dans les précédentes, des écarts considérables entre les maxima et les minima; comme dans la pyohémie même, on peut observer plusieurs accès complets dans les vingt-quatre heures.

Cette fièvre s'accompagne de sueurs souvent localisées à une région du corps ; mais à un moment donné ces sueurs se généralisent et le malade reste pour ainsi dire baigné dans sa transpiration ; sa langue est rouge, sèche, se couvre de muguet. Bientôt survient de la diarrhée, parfois vraiment colliquative, suivie d'un amaigrissement rapide ; le malade s'éteint ainsi peu à peu dans un véritable état de marasme. Tout cet ensemble se retrouve aussi bien chez l'animal en expérience que chez le blessé, que chez la femme en couches, et nous autorise à voir dans cette fièvre terminale une vraie fièvre par résorption putride, une fièvre septicémique.

C'est une opinion qui est soutenue par beaucoup de médecins, que nous trouvons reproduite par Eude (thèse de Montpellier, 1871), et par Hirtz dans son article *Fièvre hectique* du Dictionnaire de Jaccoud.

SEPTICÉMIE D'ORIGINE INTESTINALE.

Il est impossible de nier que la muqueuse digestive ne puisse absorber les substances septiques qui sont mises en contact avec elle : les expériences le prouvent surabondamment. Ainsi Schweminger et Hemmer, avec de la sérosité putride filtrée ou non filtrée, avec de l'extrait aqueux de matières putrides, ont toujours obtenu des accidents chez leurs animaux. Coze et Feltz, chez le lapin, ont pu produire des phénomènes sérieux suivis parfois de mort, etc. Du reste, l'ingestion d'aliments ou de liquides doués de propriétés infectieuses peut aboutir à des résultats tout à fait identiques chez l'homme. Blum (thèse, 1870) rappelle que Fodéré, au siège de Mantoue, a vu plusieurs soldats atteints d'un état grave avec gangrène, état scorbutique, pour avoir mangé de la viande de cheval putréfié. Hemmer (*Journal de Magendie extrait d'une analyse de Dupré*, 1823) a rapporté le fait des habitants d'un village qui, ayant été contraints, pendant les chaleurs de l'été, de faire usage d'une eau altérée par des matières en putréfaction, furent atteints de fièvre septicémique, à la suite de laquelle tous les enfants périrent.

On pourrait citer beaucoup d'autres exemples de ce genre, et nous verrons, du reste, à propos de la fièvre typhoïde, que dans certains cas cette affection prend sa source dans l'ingestion de substances alimentaires malsaines.

M. Gueneau de Mussy, d'un autre côté, est très enclin à attribuer à l'altération des eaux potables, grâce au mauvais aménagement des vidanges et leur mélange avec ces dernières, bon nombre de ces diarrhées épidémiques qui règnent dans certaines localités ou dans certaines maisons.

Cependant, on n'observe pas toujours des accidents appréciables à la suite de la pénétration dans le tube digestif des substances dont nous venons de parler, et les expérimentateurs eux-mêmes n'ont point obtenu constamment des résultats positifs. Il est probable qu'il faut attribuer cette inactivité à l'intervention du suc gastrique, dont l'action annihilante sur les poisons avait été démontrée déjà par Spallanzani et confirmée par les travaux de Bernard. On doit sans doute tenir compte aussi de la qualité des matières putrides, de leur degré de virulence, de

la qualité et de la quantité des sucs digestifs, de l'état de
résistance de l'organisme, pour expliquer ces exceptions.

Dans les gangrènes de la bouche, de l'arrière-gorge,
les parties mortifiées peuvent devenir le siège d'une véritable décomposition putride. Si l'on songe, d'un autre
côté, que la salive constamment imprégnée de ces substances septiques, les entraîne dans l'intérieur de l'œsophage, on conçoit fort bien qu'elles puissent être absorbées en partie et aggraver la situation du malade. Aussi
tous les auteurs parlent-ils de fièvre de résorption, venant
se joindre à la fièvre primitive en pareil cas.

Les troubles digestifs si accusés, la diarrhée fétide, les
sueurs, la prostration que présentent ces malades, ne
pourraient-ils point être mis en partie sur le compte de
l'intoxication? On a été frappé de tout temps de la gravité des plaies de la bouche communiquant avec des fractures du maxillaire, des collections purulentes ouvertes
dans le pharynx, l'œsophage. Sans vouloir citer ici beaucoup
d'exemples à l'appui, nous rappellerons que M. Richet a vu
trois malades dans ces conditions succomber rapidement
avec les signes d'une septicémie des plus confirmées.
M. Humbert rapporte un fait du même genre emprunté à
M. Verneuil. Sans vouloir enlever à la plaie, ainsi que le
dit M. Richet, un rôle important dans la production des
accidents, il est certain que la rapidité de la mort s'explique
en partie par l'absorption, pour ainsi dire en masse, des
éléments infectants dans le tube digestif.

L'intestin, d'un autre côté, se trouve dans les conditions très favorables au développement des fermentations
putrides : d'une part la stagnation des matières fécales,

substances très fermentescibles ; de l'autre, des influences de chaleur et d'humidité.

Ces phénomènes jouent certainement un rôle important dans l'évolution de la fièvre typhoïde, et M. Bouillaud leur attribue une bonne part des accidents des deuxième et troisième septénaires de cette affection. Il fait observer que les plaques de Peyer ulcérées étant en contact continuel avec un liquide putride formé par le mélange de matières fécales, de débris de la muqueuse et de pus, absorbent les éléments septiques, et que la maladie puise chaque jour dans ce foyer des forces nouvelles.

Les faits de pyohémie incomplète observée dans le courant de certaines dysenteries graves, caractérisées par des abcès articulaires, ne devraient-ils point s'expliquer par un mécanisme analogue ?

De même, la simple stagnation des matières, d'après Chalvet, pourrait donner naissance à des accidents de septicémie légère. Aussi il admet, ce qui est très hypothétique, que chez les dyspetiques présentant une constipation opiniâtre, les petits frissons, l'état de malaise général devraient être attribués à un certain degré de résorption. Enfin, dans sa thèse inaugurale M. Humbert cherche à prouver par une série d'arguments qui ne sont point sans valeur, que les symptômes de la seconde période de l'étranglement interne, l'adynamie et la prostration, sont d'origine septicémique. Il s'appuie surtout sur la disparition possible des accidents par la création d'un anus contre nature, alors que l'obstacle existe encore, et sur leur persistance d'autres fois durant un certain temps alors que l'obstacle n'existe plus. Comment expliquer cela, dit-il, si l'on n'ad-

met point la pénétration dans le sang des éléments septiques.

SEPTICÉMIE DANS LES MALADIES ÉRUPTIVES.

C'est dans le courant de la variole qu'elle s'observe
d'ordinaire, et depuis longtemps le fait avait été noté.

Déjà Sydenham admettait la possibilité d'une absorption du pus, de matières putrides par les veines, et
l'infection consécutive.

Morton, Borsieri, Mead, insistent également sur la possibilité de cette introduction. Aussi la médication par les
évacuants et la saignée n'était-elle indiquée par eux que
dans le cas où ils avaient pour but de débarrasser l'économie des causes de putridité.

On pourrait même dire que la septicémie est en quelque
sorte un phénomène normal de la variole, et que la fièvre
secondaire en est la manifestation. En effet, ainsi que le
fait remarquer M. Huchard dans son étude des causes de
la mort dans la variole (*Arch. méd.*, 1871), si la fièvre
secondaire n'était qu'une sorte de réaction inflammatoire
elle ne devrait point cesser au moment où l'inflammation
de la peau atteint son maximum. Cette fièvre tombe d'ordinaire du onzième au dix-huitième jour, suivant la gravité
du cas.

Dans certains faits, rares il est vrai, vers cette même
époque elle change de caractère, elle persiste, prend une
forme rémittente ou intermittente, des frissons surviennent, du délire, de l'agitation, de la dyspnée, une diarrhée d'abondance variable, un état ataxo-adynamique. Le
malade succombe à une véritable infection purulente que

la nécropsie vient confirmer, ce qui s'explique bien par la présence d'une vaste surface suppurante continuellement en contact avec l'air.

Les nombreux abcès qu'on a l'occasion d'observer dans le courant de cette affection, les suppurations multiples qui se font si souvent, soit du côté de certaines glandes, comme la parotide, ou des séreuses pleurale, péricardiaque, et même dans les articulations, sans se terminer toujours d'une façon fatale, ne devraient-elles pas être mises dans une certaine mesure sur le compte d'une septicémie pyohémique ?

SEPTICÉMIE DANS LES AFFECTIONS DU FOIE.

On sait depuis longtemps que les abcès du foie sont une des manifestations fréquentes de la pyohémie, mais ils peuvent à leur tour, quoique dans des circonstances assez rares, en devenir le point de départ.

La richesse vasculaire du foie, ses rapports étroits avec des vaisseaux volumineux, expliquent fort bien la possibilité de l'infection.

Les abcès consécutifs à un traumatisme peuvent en devenir l'origine, témoin l'observation rapportée par M. Siredey (*Bull. Soc. anat.*, 1858); mais c'est principalement à la suite des collections produites par la présence de calculs hépatiques qui, en rapport avec les vaisseaux, peuvent les ulcérer et les mettre en communication avec le foyer (observat. de Kirmisson, *Soc. anat.*, 1873).

La même chose peut s'observer dans le cours d'un kyste suppuré. On trouve un fait de ce genre rapporté par Trousseau dans ses cliniques de l'Hôtel-Dieu.

Le malade est pris, en pareil cas, de frissons irréguliers, son facies s'altère, des sueurs, de la diarrhée se montrent, et il succombe comme un blessé atteint de pyohémie.

Enfin la septicémie peut encore être la conséquence de l'ouverture de l'abcès du côté des bronches, soit qu'il se vide directement par ces dernières, ou indirectement par l'intermédiaire de la cavité pleurale. Si l'évacuation se fait difficilement, si le pus en contact avec un air qui ne se renouvelle pas, stagne dans le foyer, des phénomènes de résorption putride peuvent en être la suite et entraîner le malade, ainsi que nous l'avons vu à l'occasion de la pleurésie purulente.

MALADIES SEPTICÉMIQUES PROPREMENT DITES.

Typhus récurrent.

Pathogénie. — Cette affection, à peu près inconnue en France, est au contraire très fréquente en Irlande, en Écosse, en Russie, et dans beauconp d'autres contrées de l'Europe.

Durant fort longtemps sa nature est restée complètetement ignorée, et ce n'est que depuis quelques années qu'on est arrivé à des résultats à peu près positifs.

Obermeier (de Berlin), examinant le sang des fébricitants y constata pour la première fois la présence de vibrions se mouvant en spirale. Dès lors l'élan était donné, et les spirilles ont été constatés par la majorité des médecins qui ont eu l'occasion de faire des examens du sang.

Les résultats d'Obermeier ont été confirmés, en effet, par les recherches de Virchow, Traube, Westphal, Weissemberg. Le professeur Lebert lui-même ne doute point qu'un parasite si bien déterminé, si abondant dans la fièvre relapse, ne joue un rôle considérable dans le développement de la maladie.

Mais l'auteur qui a le plus contribué à établir la nature parasitaire de cette affection est le docteur Heindenreich de Saint-Pétersbourg.

Il a trouvé constamment les spirilles chez ses malades, et a constaté que leur présence paraissait avoir un rapport étroit avec l'élévation de la température, avec les accès; ils n'apparaissent, en effet, qu'au moment du paroxysme, pour disparaître pendant la période apyrétique. M. Heindenreich a remarqué de plus qu'en dehors de l'organisme ils vivent dans le sang maintenu à la température de la chambre; si cette dernière s'élève au contraire à celle du corps ou de la fièvre, ils périssent rapidement. Il en a conclu qu'il y avait une succession de générations durant les paroxysmes avant leur disparition complète vers la fin de l'accès.

M. Guéneau de Mussy se demande si, au lieu d'admettre la destruction réelle des spirilles, il ne serait point plus logique de supposer qu'ils persistent à l'état de spores invisibles, reprenant à certains moments un nouveau développement.

Quoi qu'il en soit, nous sommes donc en présence d'une maladie réellement septicémique dans l'acception du mot, et les symptômes par lesquels elle se manifeste viennent encore le confirmer. En effet, c'est le tableau de l'état typhique que nous avons rencontré si souvent dans l'évolution de la septicémie, avec cette différence qu'il y a des rémissions momentanées suivies de nouvelles re-

chutes. Ajoutons, en terminant, que l'affection est éminemment contagieuse, et qu'elle se termine rarement
d'une façon fatale.

Endocardite ulcéreuse.

Pathogénie. — Les auteurs qui ont décrit les premiers
cette affection avaient été frappés de la gravité des symptômes généraux dont l'ensemble rappelait l'aspect de la
fièvre typhoïde, aussi dès le début en recherchèrent-ils
l'explication.

Voici comment Bouillaud s'exprime à cet égard : « La
seconde forme d'endocardite est celle qui se rencontre
dans les maladies dites typhoïdes (septiques ou putrides),
nous lui donnerons le nom d'endocardite typhoïde, ayant
bien soin de prévenir nos lecteurs que par cette dénomination nous entendons uniquement désigner une endocardite modifiée par sa coïncidence avec un état typhoïdes
et non une endocardite qui donne lieu par elle-même à
des phénomènes typhoïdes. »

Kirkes, en 1852, pour qui les infarctus sont dus à des
parcelles de fibrine détachées de l'endocardite, établit que
suivant leur nature ils peuvent donner lieu tantôt à des
effets purement mécaniques, tantôt à des effets toxiques.
Cette explication est assez difficile à comprendre ; comment en effet une lésion qui est toujours la même peut-
elle devenir l'origine de produits, qui dans un cas seront
inertes, et dans l'autre seront entachés de malignité.

Virchow, sans faire une pareille distinction, admet aussi
l'infection par les détritus détachés de l'endocarde ; l'altération du sang, d'après lui, est toujours secondaire, et,

afin de bien montrer la nature septique de ces détritus, il cherche à les distinguer aussi nettement que possible des substances puriformes.

En 1862, MM. Charcot et Vulpian, dans leurs recherches sur les principales formes symptomatiques que peut revêtir l'endocardite ulcéreuse, considèrent, de leur côté, l'infection du sang comme secondaire au déversement des produits septiques. Pour eux comme pour Virchow, il n'y a jamais de pus sur les valvules, il s'agit simplement de parcelles de fibrine désagrégée et de globules blancs. Dans le courant de ce travail ils mentionnent en passant que l'endocardite et l'état typhoïde se développent, chez des gens débilités, surtout dans la puerpéralité, la grossesse et le rhumatisme articulaire.

M. Lancereaux adopte aussi l'idée de l'altération du sang par des substances nocives ; il voit un état analogue à certaines intoxications et rappelle à ce propos les expériences de Gaspard, qui provoquait un ensemble de signes analogues, à la suite d'injections de matières putrides dans les veines d'un animal.

Les travaux plus récents de Dupuy ont été dirigés dans une voie tout opposée : tandis que pour les auteurs précédents, l'état général était sous la dépendance des altérations locales, pour ce dernier, l'état général est primitif, et c'est sous son influence que se produisent les ulcérations de l'endocarde et les infarctus viscéraux.

MM. Hardy et Béhier se rattachent aussi à cette idée, ils n'admettent pas l'intoxication du sang par des embolies spécifiques : « Qu'est-ce que cette intoxication, disent-ils, et de plus une intoxication sans signes spéciaux est une conception bien vague. » Ils considèrent la coïncidence de désordres graves dans le cœur et les principaux viscères comme la conséquence d'un mauvais état général cause de tous les accidents. L'interprétation qu'en donnent MM. Duguet et Hayem se rapproche de la précédente, en ce qu'ils refusent aux embolies le rôle qu'on a voulu leur faire jouer, rôle qui, d'après eux, semble controuvé par le fait d'infarctus, de foyers de ramollissements produits par des parcelles détachées de l'endocarde ou des vaisseaux, soit dans le courant du rhumatisme, soit dans l'évolution de l'athérome, et ne provoquant nullement l'appareil symptomatique de l'endocardite.

Pour ces derniers, c'est une maladie générale grave, qui porte son action dès l'origine sur le sang et l'altère, il réagit à son tour sur les organes et y produit des lésions plus ou moins sérieuses, les infarctus s'expliquent tout naturellement par l'ulcération secondaire de l'endocarde.

Martineau, en 1866, dans sa thèse d'agrégation, bat de nouveau en brèche l'explication de l'infection du sang par les détritus dont nous avons parlé plus haut, et comme preuve à l'appui, il cite une observation dans laquelle s'était montré un état typhoïde grave avec endocardite sans ulcération.

M. Jaccoud revient aux idées d'infection secondaire produite par les embolies et les infarctus. « C'est du mauvais état général que les formations inflammatoires tirent leurs propriétés nocives, dit-il, les malades s'infectent eux-mêmes par les produits qu'ils engendrent. » Il ajoute qu'il est bien permis d'admettre une explication de ce genre, en s'appuyant sur les expériences de Gaspard, Panum, Bergimann, qui ont établi l'existence d'une intoxi-

cation par l'absorption ou la pénétration directe dans le
sang des éléments altérés de nos tissus.

Récemment, et c'est par-là, croyons-nous (mais le fait
n'est pas encore bien démontré), que l'endocardite se rattache à la septicémie, l'attention a été attirée sur la présence de microbes dans l'organisme.

M. Lancereaux a figuré dans son atlas des bâtonnets
qu'il a rencontrés dans l'endocardite ulcéreuse. Winger et
Heiberg en ont trouvé aussi dans l'endocardite puerpérale.

Maier et Eberth (*Arch. für patho. Anat. und Physiol.*,
1874), ont rapporté des faits analogues.

[Gerber et Birch-Hirschfeld (1876) rapportent une
observation de ce genre. C'est à la suite de l'incision d'un
furoncle que la maladie se montra, et en pareil cas c'est
par l'ouverture, d'après eux, que pénétrèrent sans doute
les bactéries.

Plus récemment encore, Kœster (*Arch. für path.* 1878),
et Klebs (*Arch. für exper. Pathol. und Pharmac.*, 1878),
considèrent les endocardites en général comme liées à la
présence de bactéries ; toutefois ils distinguent nettement
la forme septique qui serait produite par des organismes
différents de ceux de la forme ordinaire, ils admettent en
un mot la spécificité. Dans tous les faits que nous venons
de rapporter, les bactéries avaient pénétré dans le sang,
soit par quelque ouverture artificielle, soit probablement
par l'effraction d'une muqueuse, ainsi que le font observer
ces divers auteurs.

Ces protoorganismes se rencontrent en très grand nombre sur les valvules, leur présence y déterminerait le processus ulcératif, et on les rencontre toujours, soit dans les
infarctus, soit au milieu des abcès.

Il est intéressant, nous le croyons, de citer ici les expériences qu'a faites à ce propos Rosenbach et qui sont
relatées dans les Archives de Klebs (*Arch. für exper. Path.
und pharm.*). Au moyen de procédés appropriés, il a pu
agir directement sur les valvules du cœur chez des animaux. Or, dans une première série de faits, en irritant
l'endocarde avec la pointe d'un instrument très propre,
il n'obtenait qu'une inflammation modérée avec dépôts
fibrineux; dans une deuxième série, en employant un
instrument chargé de produits septiques, il provoquait de
véritables végétations, criblées de bactéries, qu'il retrouvait dans les foyers hémorrhagiques des divers organes.

Ces derniers faits nous paraissent importants, ils montrent le rôle que peuvent jouer les bactéries dans l'évolution de l'endocardite; sont-ils suffisants pour nous per-
mettre d'affirmer sa nature septicémique dans le sens que
nous y attachons? Il serait prématuré de se prononcer, et
c'est aux recherches ultérieures qu'il appartiendra de
trancher la question.

Cadre symptomatique. — Mais si l'action des protoorganismes est encore problématique ici, l'ensemble des
symptômes, en un mot le syndrome typhique ou pyohémique si caractéristique de la septicémie et qui s'observe
constamment dans l'endocardite, nous autorise à la considérer comme une affection de cette nature.

Type typhoïde. — Le malade est pris d'un frisson d'ordinaire unique, sa peau devient rapidement brûlante. La
fièvre, en effet, a les allures qu'on observe dans les maladies infectieuses, la température augmente brusquement,
arrive à 40°, à 41°; le pouls est rapide, on peut compter
jusqu'à 140, 150 pulsations; dans certains cas on observe

des chutes soudaines, il tombe à 90, 80 ; les irrégularités sont habituelles.

Dès le début, prostration manifeste, le patient est indifférent à tout ce qui se passe autour de lui, dans un état d'adynamie complète. D'autres fois, au contraire, il est inquiet, agité, il a du subdelirium, ou un délire intense, se jette hors de son lit, se précipite sur les gens qui l'entourent, puis cet état d'excitation ne tarde pas à faire place à une somnolence profonde. Si le médecin a soin d'examiner le cœur, il constatera la présence d'un bruit de souffle à la pointe, rude, râpeux, pouvant disparaître momentanément ou se montrer sur d'autres points.

La langue est sèche, se couvre de fuliginosités ainsi que les lèvres, il survient une diarrhée abondante incoercible qu'expliquent les lésions intestinales, parfois assez intense pour rappeler le tableau du choléra algide. Le malade présente un peu de dyspnée, sa respiration est accélérée, l'auscultation révèle en pareil cas des râles plus ou moins disséminés de catarrhe bronchique et parfois quelque complication plus grave, comme une pleurésie ou une pneumonie. La peau est couverte de sueurs, on y constate souvent la présence de quelque éruption, taches rosées ou pétéchies ; la rate est le siège d'une tuméfaction appréciable, due à la présence de quelque infarctus.

L'état général s'aggrave de plus en plus, le pouls devient d'une petitesse et d'une fréquence extrêmes, les traits du malade sont profondément altérés, enfin il tombe dans un coma dont il est impossible de le tirer, et au milieu duquel il succombe.

Type pyohémique. — Ici le début est aussi brusque : ce n'est plus un simple frisson qui s'observe, mais des fris-

sons répétés dans les premiers jours, se montrant irrégu-
lièrement le jour ou la nuit, d'autres fois d'une façon presque périodique. Les frissons sont accompagnés de chaleur
et de sueurs.

La fièvre est intense et la température s'élève, comme
dans le type précédent, à 40°, 41°, mais elle a en outre ce
caractère particulier, qu'elle présente de nombreuses oscillations rappelant la courbe de l'infection purulente.

Le pouls est fréquent, parfois dicrote, d'autres fois, au
contraire, rebondissant avec tous les caractères du pouls
de Corrigan.

L'altération des traits est frappante, la face est jaunâ-
tre, signe surtout accusé aux conjonctives, dans certains
cas même, c'est un véritable ictère qu'on observe. Du côté
du cœur on constate les mêmes particularités que nous
avons signalées précédemment.

Bientôt on assiste à l'évolution des lésions viscérales
qui se montrent avec plus de fréquence ici que dans le type
précédent.

La respiration s'accélère, devient anxieuse, le malade
accuse parfois une véritable angoisse annonçant la présence de quelque localisation pulmonaire que révèlent des
râles ou un souffle bronchique.

Il se plaint d'un peu de raideur, de gêne dans une
jointure, et l'examen de l'articulation montre l'existence
d'une tuméfaction, d'une fluctuation, annonçant une
suppuration articulaire.

D'autres fois, c'est un gonflement de la rate qu'il est
facile de constater par la palpation.

Au milieu de tout cela la fièvre persiste en conservant
les mêmes caractères, le pouls la même fréquence.

Le malade est dans un état de délire, ou dans un coma qui le rend insensible à tout, il a des soubresauts des tendons. La sécheresse de sa langue, les fuliginosités qui encombrent sa bouche, ne lui permettent plus aucune alimentation ; enfin il meurt par l'aggravation des signes précédents, ou emporté par quelque complication cérébrale ou une thrombose cardiaque.

Fièvre typhoïde.

Pathogénie. — Ce n'est qu'en s'appuyant sur les conditions dans lesquelles se produit la fièvre typhoïde qu'on peut arriver à se faire une idée de sa nature septique ; sans avoir établi une distinction bien nette entre les différentes fièvres continues, les auteurs anciens faisaient jouer un grand rôle aux conditions qui paraissent avoir actuellement une influence considérable sur le développement de cette maladie.

Ainsi, Huxam range parmi les causes de la fièvre lente, nerveuse, une nourriture malsaine, des boissons impures' un séjour prolongé dans un air infecté.

Pringle insiste sur la part qu'il faut attribuer à l'usage de l'eau corrompue, altérée par le mélange de matières animales.

Mais c'est Pierre Frank surtout qui déclare hautement que la fièvre lente nerveuse prend naissance dans le principe délétère qui s'échappe de matières animales en putréfaction. Il va même plus loin et établit l'idée de la spécificité ; il reconnaît que la putridité par elle-même est insuffisante et que son action est due à un principe d'une nature inconnue qui s'unit à elle, en sorte que la matière putride est plutôt le véhicule, la compagne du principe lui-même.

M. Piorry, dans son Traité de médecine pratique, reproduit des opinions analogues; il croit que l'absorption par le poumon de miasmes putrides, dont l'intoxication du sang est la conséquence, est la condition ordinaire de la production du typhus abdominal. Ainsi, depuis longtemps on avait entrevu le rôle important de la putridité dans le développement de cette maladie, sans toutefois apporter des preuves bien convaincantes à l'appui de cette idée.

C'est dans ces dernières années que la question a été étudiée d'une façon rigoureuse, et c'est de l'Angleterre que sont partis les travaux les plus importants.

Actuellement, l'origine septique de la dothiénentérie ne saurait être révoquée en doute. Les exemples, si concluants, et si nombreux, recueillis par des hommes dont la compétence est irrécusable, tels que Budd, Murchison, Guéneau de Mussy, etc., ont justifié la dénomination de fièvre putride qui servait à Huxam, à Cullen, à désigner le typhus abdominal.

Et, en réalité, il est facile de démontrer que peu importe le mode de transmission de la fièvre typhoïde, on retrouve toujours quelque part un foyer de matières animales en voie de décomposition putride.

Budd, Gielt, Liebermeister, Guéneau de Mussy ont rapporté un grand nombre de faits qui prouvent l'influence incontestable des matières fécales sur son développement.

Si, d'un autre côté, on analyse ceux qui peuvent être légitimement imputés à l'altération des cloaques, des égouts, qui ont été mentionnés par Jaccoud, Schmidt, Mackintosch, Murchison, on ne reste pas moins convaincu. Ce

dernier pense que le poison est peut-être tout à fait ino-
dore et ne se produit d'ordinaire que mélangé à des gaz
fétides. Dans l'ouvrage de Barker on trouve une quantité
d'observations qui peuvent être rapportées à la même catégorie.

Dans d'autres circonstances, la transmission a paru se
faire par l'intermédiaire des eaux potables, ce qui s'explique, ainsi que l'ont montré Murchison, Jaccoud, Krauss,
Smith, Buchanam, par des infiltrations d'égouts, de fosses
d'aisances, de matières excrémentitielles, qui, jetées à
côté des habitations, pénètrent dans les réservoirs d'eau
destinés aux usages de la table. Et ceci peut arriver soit
qu'elles imprègnent peu à peu le sol, soit qu'elles y arrivent par des fissures pratiquées aux conduits.

D'autres fois c'est l'ingestion de matières alimentaires
qui est l'origine directe de l'infection, témoin les exemples célèbres de Hjateljin, d'Andelfingen dans le canton
de Zurich.

Dans une fête où se trouvaient cinq ou six cents personnes, un grand nombre mangèrent de la viande de veau
corrompu, toutes contractèrent la fièvre typhoïde, quelques-unes même succombèrent, et l'autopsie montra
les lésions caractéristiques du typhus abdominal. On a
aussi rapporté des épidémies nombreuses où le lait aurait
été l'agent même de la transmission. Quelques médecins
ont admis, en pareil cas, que les vaches s'étaient abreuvées
à des réservoirs d'eau corrompue, mais il paraît résulter
d'investigations plus exactes que l'eau destinée à laver les
vases ou même à augmenter le lait avait été contaminé,
par des matières putrides ou même typhoïdes.

Cet examen rapide montre donc bien, à n'en pas douter,

que partout où il existe des matériaux organiques putrides, et par conséquent des émanations septiques, la fièvre typhoïde peut prendre naissance, pourvu que le poison générateur rencontre dans le milieu ambiant d'abord, et dans l'individu ensuite, les conditions favorables à son développement.

Mais si ces faits ne sont point contestés aujourd'hui, leur interprétation a entraîné des divergences nombreuses parmi les observateurs.

Pour Budd, la matière putride ne sert que de véhicule à un poison déterminé qui est contenu dans les selles des typhiques, et qui a été apporté en même temps que leurs déjections dans les fosses et les égouts. C'est à cette opinion que se rallient MM. Guéneau de Mussy, Bouchardat et la majorité des médecins.

Murchison admet au contraire que la matière putride, peu importe sa nature, son origine, engendre le typhus abdominal, théorie qui n'est guère soutenue, avec un grand talent il est vrai, que par son auteur lui-même.

Cependant il s'en faut que dans toutes les épidémies de fièvre typhoïde on ait pu retrouver le premier malade qui a apporté le germe contagionnant. Aussi MM. Jaccoud et Bouchard ont-ils pensé, en présence de ces faits, devoir recourir à une interprétation mixte.

Comme Budd, ils pensent que le poison générateur de la dothiénentérie a quelque chose de spécifique; mais comme Murchison, ils admettent qu'il peut se développer aussi sous l'influence de certaines conditions encore mal connues, alors même qu'il n'y aurait pas été apporté directement par les déjections.

Ainsi la putridité, comme le voulait Murchison, ne peut

engendrer la fièvre typhoïde ; cette putridité doit être spécifique et contenir le poison typhique, comme dit M. Jaccoud.

Cette double origine d'une affection spécifique et par contagion et par infection suggère à M. le professeur Bouchard dans sa revue critique de la pathogénie du typhus abdominal, des réflexions qui cadrent complètement aussi avec l'idée dominante de notre travail, et nous croyons devoir les reproduire ici textuellement :

« Peut-être, dit-il, que dans ce monde aérien presque inexploré où s'agitent tant d'êtres inférieurs, dont quelques espèces ont été à peine entrevues, il existe un germe capable de se développer et dans la matière animale morte et dans l'organisme vivant ; ce germe tombant dans une matière putride y pourra pulluler, il pourra de là passer dans le corps de l'homme et provoquer la maladie par sa multiplication, il pourra enfin d'un individu malade passer dans un autre organisme sain. Ainsi considérée, la fièvre typhoïde n'est ni une maladie contagieuse, ni une infection, c'est une maladie miasmatique. »

Depuis quelques années on s'est occupé beaucoup de rechercher la nature de ce miasme et sa présence dans l'organisme.

Tigri, le premier, en 1864, montra qu'on pouvait trouver des bactéries dans le sang des typhiques et en fit l'objet d'une communication à l'Académie des sciences.

Signol, de son côté, en 1863, et Usegin plus tard en 1866 les retrouvèrent chez des chevaux atteints d'une affection appelée fièvre typhoïde par les vétérinaires. L'organisme rappelle le *bacterium termo*, mais il a toutefois des dimensions moindres.

Klein, en 1874, aurait rencontré aussi les bactéries dans
les selles, les tissus et les glandes mésentériques de plusieurs malades, et les caractères qu'il leur assigne établis-
sent une grande analogie, sinon une identité complète,
avec le micrococcus découvert par Cohn dans un puits qui
avait été le point de départ d'une épidémie de fièvre typhoïde. John Simon, en présentant le rapport de Klein
aux lords du conseil privé, regardait comme prouvé que le
typhus abdominal devait être attribué en tout ou en partie
à la présence du microphyte récemment découvert.

L'expérimentation, jusqu'à présent, malgré des tentatives
louables, n'est arrivé qu'à des résultats bien infructueux.
Nous avons déjà parlé dans le courant de notre travail des
expériences de Coze et Feltz, qui prétendaient avoir pu
reproduire chez le lapin des altérations spécifiques, et nous
avons vu de quelle façon, d'après M. Chauveau, il fallait
les interpréter. M. Davaine aurait constamment produit
une septicémie foudroyante avec du sang provenant d'un
individu atteint de fièvre typhoïde. Ces résultats, nous
l'avons montré, n'ont point été confirmés par M. le professeur Vulpian.

Voilà où en est la question aujourd'hui, la spécificité de
la fièvre typhoïde ne saurait être niée, personne ne le con-
teste, mais, quant au contage spécifique lui-même, il est
encore à découvrir.

Érysipèle médical.

Pathogénie.—Depuis longtemps, comme pour l'érysipèle
traumatique, on avait constaté que l'érysipèle dit spontané
n'était point une simple dermite. C'est ce qui avait donné

un si long crédit à la fièvre érysipélateuse de Sydenham et d'Hoffman, et ce qui fit admettre plus tard que c'était une maladie interne dont la cause résidait surtout dans le tube digestif.

Gregory, en 1777, pense qu'il est causé par un poison qui aurait de grandes analogies avec celui de la fièvre puerpérale.

Bouillaud, tout en admettant que l'érysipèle est une inflammation de la peau, peut-être spéciale, dit que la cause des épidémies pourrait être attribuée à un état infectieux du sang provenant soit de miasmes, soit de principes absorbés à l'intérieur.

Les auteurs du *Compendium* ne se prononcent point : ils disent qu'il est impossible de déterminer s'il s'agit d'une inflammation et si, dans l'affirmative, cette dernière est simple ou spécifique.

Chomel et Blache (*Ap. gén. des sciences méd.*) reconnaissent que l'inflammation de la peau ne saurait rendre compte de tous les symptômes et que l'état de la peau n'est point toute la maladie.

Pour Monneret (*Path. int.*), l'érysipèle se rapproche des fièvres éruptives par sa période d'incubation et ses prodromes.

Trousseau (*Gaz. des hôp.*, 1841) croit à l'introduction d'un principe septique dans le sang et le rapproche des fièvres éruptives ; mais ce principe n'a rien de spécifique et pourrait tout aussi bien, par exemple, provoquer un herpès du cou ou de la bouche.

MM. Hardy et Béhier (*Path. int.*) admettent qu'il pourrait figurer à la fois parmi les phlegmons de la peau et les maladies générales à côté des fièvres éruptives, mais

ce ne sont, d'après eux, que des analogies encore hypothétiques.

Niemeyer, dans son *Traité de pathologie interne*, admet
pour l'érysipèle traumatique une origine septique partant.
de la plaie ou provenant de l'air ; mais quant à l'érysipèle
vrai ou exanthématique, celui de la tête, il croit que c'est
une maladie d'origine aussi obscure que celle de la pneumonie et des autres inflammations. Dans sa thèse inaugurale
de 1867, Daudé pense que cette affection doit être rangée
parmi les maladies septiques et spécifiques dont le
principe est élaboré à l'intérieur ou provient de l'extérieur.

Du reste, il faut bien reconnaître, avec M. Raynaud, qui
en cela s'appuie sur l'opinion de nombre d'auteurs et en
particulier de Trousseau et Piorry, que, dans la grande
majorité des cas, l'érysipèle dit spontané est un véritable
érysipèle traumatique, qu'il existe une petite lésion
cutanée ayant pu livrer passage, comme dans le précédent,
à l'élément infectieux.

Et, en réalité, quand on examine avec soin les malades,
on constate ordinairement que la rougeur a pris naissance
au pourtour d'un petit bouton, d'une vésicule d'herpès,
d'une légère excoriation de l'orifice des fosses nasales ou
des lèvres, lésions parfois tellement fines qu'il faut le
secours de la loupe pour les apercevoir. M. Raynaud fait
remarquer de plus que, dans les cas où, malgré l'examen le
plus minutieux, on ne trouve rien sur la peau, si l'on a suivi
la marche de l'affection dès le début, on voit qu'elle a com-
mencé dans le voisinage du grand angle de l'œil, que
l'éruption s'est fait jour par les points lacrymaux, et qu'elle
reconnaît pour cause l'existence de quelque ulcération

siégeant dans l'arrière-gorge et de beaucoup le plus sou--
vent dans les fosses nasales.

Parfois pourtant si, malgré tout le bon vouloir, il est
impossible de soupçonner la présence de quelque solution de continuité, faut-il admettre qu'en pareil cas l'érysipèle est spontané? Les observations publiées par Mettenheimer (*Arch. für Klin. medic.*, 1868) répondent à ces
desiderata en montrant cette affection se développant
autour de cicatrices parfaites ou se complétant au début
de la maladie. Dans ces circonstances, les bactéries ont
pénétré en petit nombre, elles s'accroissent peu à peu, se
multiplient, et ce n'est qu'au bout d'un certain temps, alors
que la petite excoriation a complètement disparu, que les
signes d'infection éclatent.

M. Raynaud admet pourtant que, même en donnant la
part la plus large à ces suppositions, il reste un certain
nombre de faits auxquels cette interprétation ne saurait
être appliquée. Il est tenté alors de les expliquer par une
pénétration de l'agent infectieux à travers l'épithélium si
ténu de la face ou de la muqueuse pulmonaire. Quelques
faits publiés récemment tendraient à faire admettre dans
une certaine mesure l'origine infectieuse de l'érysipèle dit
spontané.

Nepveu (*Gaz. médic.*, 1872) a rapporté une observation
d'érysipèle où il mentionne la présence de bactéries dans le
sang de son malade. M. Hayem, de son côté, à la suite
d'une méningite suppurée survenue dans le courant d'un
érysipèle, a eu l'occasion de trouver le pus rempli de
bactéries, et en a fait l'objet d'une leçon clinique (*France
méd.*, 1875). Les expériences qu'il a faites sur des cobayes

avec le pus chargé de ces éléments, lui ont donné des résultats assez variables.

Rapprochant ces résultats de ceux obtenus par Orth, Lumoski, dont nous avons parlé à propos de l'érysipèle traumatique, et se fondant surtout sur ce que les inoculations positives ont eu lieu aussi bien avec des liquides putrides (faits de Lumoski), croit que les bactéries ne sont pas l'agent de la spécificité qu'il admet. Cependant il reconnaît que les expériences sur les animaux, qui n'ont pas spontanément d'érysipèle analogue à celui de l'homme, ne sauraient trancher la question.

Pyohémie spontanée.

Chez certains individus soumis à des fatigues excessives, surmenés en un mot, ou soumis à des privations de tout genre, ou encore à l'influence d'un refroidissement intense, on voit survenir un ensemble de signes et de lésions qui rappellent le tableau de l'infection purulente et qui rentrent dans cette catégorie de faits auxquels J. P. Teissier, dans son *Traité de l'expérience*, 1849, avait donné le nom de diathèse purulente.

Les malades sont pris de frissons parfois intenses, de douleurs plus ou moins vives dans la continuité des membres. Puis surviennent des symptômes nerveux graves, du délire, tantôt calme, tantôt agité, désordonné; la température est élevée sans présenter les grandes oscillations de la pyohémie classique.

Une teinte subictérique se manifeste, un amaigrissement rapide survient, on voit apparaître des plaques ecchymotiques sur la peau, des collections purulentes dans le tissu cellulaire.

La rate se tuméfie, il existe une dyspnée très marquée.

Bientôt les malades tombent dans le coma, la langue se sèche, se recouvre de fuliginosités, et ils meurent dans cet état, dans l'espace de huit à quinze jours. Parfois pourtant les abcès s'ouvrent, la maladie s'amende, et la guérison peut arriver.

Ces faits, à n'en pas douter, se rapprochent beaucoup des cas de morve spontanée observés par les vétérinaires dans les mêmes conditions chez les chevaux.

Les lésions rencontrées à l'autopsie ne représentent pas tout à fait ce qu'on observe dans l'infection purulente classique, c'est-à-dire des abcès bornés aux poumons et au foie. Ce sont des suppurations sans siège fixe, sans localisation spéciale, et qui ne semblent commandées par aucune loi. Elles sont disséminées partout, dans le tissu cellulaire, dans les muscles, dans la plupart des organes, et les poumons sont le plus souvent indemnes.

Il est fort difficile d'expliquer l'origine de cette espèce de diathèse purulente, on y voit une sorte de dyscrasie, de disposition de l'organisme à fabriquer du pus créé de toutes pièces par les conditions débilitantes au milieu desquelles survient la maladie, ou une altération du sang par la suppression des fonctions cutanées sous l'influence du froid.

Mais chaque jour on se trouve en présence d'individus soumis aux mêmes causes de déchéance et chez lesquels on ne voit apparaître rien de semblable. Ne serait-il pas plus rationnel d'invoquer là encore l'intervention des protoorganismes, dont l'action serait favorisée par un terrain spécial? Sans compter que chez ces individus peut exister quelque ulcération, quelque solution de continuité, dont la présence a pu échapper ; nous savons, d'un autre côté, par les expériences, que l'épithélium des muqueuses n'est pas un obstacle absolu à leur pénétration.

La différence des symptômes, la différence des lésions nous paraissent trop peu accentuées pour y trouver un argument suffisant à séparer complètement cette pyohémie spontanée de la pyohémie ordinaire.

Il est parfaitement admis du reste, aujourd'hui, par certains auteurs, que cette dernière n'est pas une dans sa forme, qu'elle ne se présente pas toujours avec le cortège classique de ses symptômes et de ses lésions ; c'est, du reste, une opinion défendue par M. Verneuil.

CHAPITRE IV

Nous ne passerons pas en revue toutes les médications employées contre les maladies septicémiques, ce serait se perdre dans une multitude de détails qui ne feraient que surcharger notre travail; notre rôle se bornera simplement à indiquer les grandes lignes qui doivent être suivies.

Il faut d'abord s'opposer autant que possible au développement des agents producteurs, des infections, et c'est surtout l'hygiène qui, en pareil cas, est appelée à rendre les plus grands services.

Les infections dont nous venons de parler ayant pour origine la pénétration dans l'organisme d'agents infectieux, ou de leurs produits, il faut chercher à tout prix à prévenir cette pénétration.

La première condition serait avant tout d'empêcher leur production et, par suite, de s'attaquer à leurs foyers d'origine et de développement.

C'est ainsi que la fièvre typhoïde, reconnaissant pour cause la décomposition de matières animales, il faudra autant que possible préserver le sol des excréments humains, éviter l'accumulation, la stagnation de ces matières. On devra s'attacher à maintenir dans un bon état les égouts, les fosses d'aisances, de façon qu'il n'y ait aucune communication avec les maisons, aucune chance de contamination. Quand l'eau provient de fontaines ou de cours d'eau, il ne doit y avoir dans le voisinage ni égout, ni aucun autre foyer d'infection, dans la crainte que quelque filtration ne vienne lui communiquer des propriétés nocives; mais ce sont surtout les conditions d'hygiène nosocomiales qui sont importantes au point de vue de la propagation des infections. On conçoit très bien que les miasmes soient plus efficaces quand ils sont concentrés, en sorte que l'accumulation d'un grand nombre de malades dans un local relativement étroit, produit la cause toxique que la dissémination aurait pu prévenir. Ce n'est pas le lieu ici de montrer tous les avantages que réunissent les petits hôpitaux, en comparaison de ces vastes bâtiments où l'on entasse de grandes quantités de blessés, ceci nous entraînerait trop loin, tous les chirurgiens aujourd'hui en reconnaissent la nécessité et prêchent constamment pour répandre ces idées.

On devra donc, dans tous les cas, prévenir autant que possible l'encombrement et isoler les malades. Personne n'ignore, en effet, les ravages que produit à certaines époques la fièvre puerpérale parmi les femmes qui fréquentent les Maternités; aussi, dès 1858, MM. Depaul, Dubois, Danyau, ont-ils hautement défendu la question de l'isolement.

Les discussions qui ont eu lieu à la Société de médecine en 1866, 1869, 1870, n'ont fait que les affermir davantage dans leur opinion. La commission chargée du rapport sur cette matière, en 1870, a été d'avis qu'il fallait étendre autant que possible l'assistance à domicile des femmes accouchées, remplacer les grandes Maternités par de petites maisons d'accouchements à chambres séparées, et transporter immédiatement dans d'autres salles les femmes atteintes de la fièvre puerpérale.

Les faits récents qui se sont passés dans la dernière .guerre viennent montrer aussi les fâcheux effets de l'encombrement : on a vu les résultats désastreux que donnaient les amputations dans les grandes ambulances improvisées dans les casernes. Les premiers opérés guérissaient, mais au bout de quelques jours, de quelques semaines, chaque intervention était suivie de mort. Le germe septicémique semblait s'être fixé en quelque sorte aux lieux et ne les quittait plus.

Il faut, dans tous les cas, que l'aération des salles domine avant tout l'hygiène des hôpitaux, et le meilleur moyen de remplir cette indication, est d'ouvrir les fenêtres à certaines heures de la journée, en prenant du reste toutes les précautions pour que les malades ne se refroidissent pas.

Les soins de propreté les plus minutieux ne doivent point être négligés; on surveillera attentivement les linges de literie, le linge de corps, surtout chez les typhiques, de façon que les souillures ne deviennent point une source de propagation de la maladie. C'est aussi dans le choix des pièces de pansement, celui des instruments, que le chirurgien doit apporter une grande attention, rejeter la charpie qui aura séjourné dans les salles, ou les éponges qui ont servi déjà à la plaie d'un autre blessé.

Dans les Maternités, il faut attacher une grande prudence dans l'examen des femmes; le toucher, en effet, est souvent une condition active de propagation de la fièvre puerpérale, et il est facile, nous l'avons, vu de citer nombre d'exemples dans lesquels la contagion s'est faite de cette façon.

Une seconde indication à remplir, est celle de soustraire autant que possible la plaie au contact de l'air vicié. C'est dans ce but qu'ont été imaginées diverses sortes de pansements destinés à obtenir ce résultat, comme le pansement par occlusion pneumatique, le pansement ouaté de M. Alph. Guérin. Il est certain que cette méthode a rendu de grands services dans ces dernières années et qu'elle a empêché souvent l'apparition, chez un malade, des infections dont il a été question dans notre travail.

Quand les germes se sont développés, on doit s'attacher à les détruire, soit dans le lieu même où ils existent, soit dans les véhicules qui servent à les propager, et c'est au moyen des désinfectants, tels que l'eau de chaux, le permanganate de potasse, l'acide phénique. On désinfectera ainsi les fosses d'aisances, les selles des malades, le linge, les pièces de pansement, les instruments de chirurgie qu'on pourra laver ensuite à l'eau bouillante. Dans les chambres qui auront été habitées par les malades, on les emploiera pour laver le sol, les murs, et on pourra les laisser exposées à l'air durant un certain temps.

Mais c'est principalement à la plaie contaminée que devra s'adresser la méthode précédente, et à ce propos, il est de notre devoir de dire quelques mots du pansement par l'acide phénique que Lister, il y a quelques années, a érigé en une véritable méthode.

Lister se propose de détruire les protoorganismes qu'il regarde comme la cause unique des complications fébriles graves des blessés. Le spray est destiné à tuer les germes dans l'atmosphère de la plaie, les doubles de gaze trempée dans la solution phéniquée, à produire un dégagement constant de vapeurs antiseptiques, que le couvre-tout, en makintoch, maintient au pourtour de la plaie.

Cette méthode est employée actuellement dans la plupart des hôpitaux d'Europe, et a donné des résultats très satisfaisants.

Il est certain, en effet, que grâce à elle, les complications des plaies sont devenues beaucoup plus rares, et que dans les grandes opérations si meurtrières dans la pratique nosocomiale, on a obtenu parfois des succès merveilleux.

On peut se demander si c'est bien par la destruction des germes qu'agit le pansement ou par les modifications qu'il imprime à la plaie.

Demarquay et Ranke ne croient pas à son action parasiticide, car ils ont trouvé des vibrions en notable quantité sous le pansement.

Cheyne (*The Lancet*, 1879), un des élèves de Lister, dans ses recherches a constaté que le pus est sans odeur, ne contient que des micrococcus, mais point de bactéries, qui sont, pour Cheyne et Lister, les éléments actifs ; les premiers, d'après les expériences de Yeo, seraient sans action chez le lapin. Cheyne et Yeo admettent donc que si le pansement de Lister ne prévient point la production des vibrions, il détruit certainement ceux qui sont nuisibles.

Quoi qu'il en soit, depuis son emploi méthodique en chirurgie, on peut dire que la septicémie et la pyohémie ont diminué considérablement. Son mode d'action est sans doute multiple, car si Lister et ses élèves voient surtout son efficacité dans ses propriétés parasiticides, il est certain aussi qu'il faut en attribuer une partie, comme le pensent Morgan et Humphrey (*The Lancet*, 1872), à la coagulation des albuminoïdes, qui, formant une couche protectrice à la

surface de la plaie, s'opposent à la pénétration des agents
septiques; sous le pansement de Lister, la plaie est propre,
la couche des bourgeons charnus est rosée, tout est dis-
posé pour une cicatrisation rapide.

Les injections intra-utérines antiseptiques sont pratiquées couramment en Allemagne par Munster, Schülein,
Richter, et leurs statistiques montrent qu'on a une arme
puissante contre la septicémie puerpérale.

M. le docteur Tédenat en a fait un grand nombre
pendant son internat à la Maternité de Lyon, et pense,
comme M. le professeur Laroyenne, que leur efficacité
est due au nettoyage de la cavité utérine, à la coagulation
des albuminoïdes au niveau de la plaie placentaire, peut-
être aussi à l'accélération qu'elles impriment à l'involu-
tion de l'utérus; ajoutons, en terminant, que les autres
antiseptiques, comme les acides salycilique et borique, le
thymol, peuvent rendre dans le pansement de Lister les
mêmes services que l'acide phénique.

Quand l'agent infectieux a pénétré dans l'organisme, il
faut chercher, autant que possible, à l'y détruire. Dans
certaines circonstances, on peut même espérer obtenir ce résultat avant qu'il soit arrivé jusque dans le
sang; ainsi dans les maladies qui se transmettent par
inoculation, comme le charbon par exemple, c'est
principalement aux caustiques, comme le fer rouge,
l'acide sulfurique, le beurre d'antimoine, qu'on devra
recourir. Les expériences de M. Davaine ayant démontré
qu'on peut facilement entraver l'activité du virus charbonneux par la chaleur, on pourrait se contenter, alors que
le charbon est purement local, d'appliquer sur la pustule
maligne un fer chauffé à 55 ou 60°. D'un autre côté,

cet auteur, au moyen d'injections de teinture d'iode dans
le tissu cellulaire sous-cutané, serait arrivé à neutraliser
les effets du virus chez les animaux inoculés. Enfin, plus
récemment (1875), M. Raimbert, soit au moyen des
iodiques, soit de l'acide phénique, aurait obtenu des
résultats analogues. Cependant le dernier mot n'est
pas dit, ainsi que le montrent les réserves exprimées par
MM. Raynal et Colin.

Si l'agent infectieux après diffusion est arrivé dans le
sang, peut-on avoir quelque chance d'agir encore sur lui?
Des tentatives nombreuses ont été faites dans ce but, mais
les résultats sont encore bien problématiques : M. Picot a
cherché dans ses expériences sur des lapins septicémiés,
à empêcher le développement de l'infection au moyen du
silicate de soude qui s'oppose à la fermentation en
dehors de l'organisme. Les doses de silicate capables de
mettre obstacle à la fermentation putride n'ont pu, peu
importe la voie d'introduction, modifier en aucune façon
la marche et la terminaison de la maladie. Les lapins
mouraient avec la même rapidité, et l'autopsie démontrait
les mêmes lésions; on a encore vanté l'emploi d'un certain nombre d'autres substances dans le traitement des
infections. Ainsi Polli a préconisé les sulfites et hyposul-
fites, M. Béchamp, l'acide chromique dans la fièvre
typhoïde, mais ce dernier n'a point donné le résultat
qu'on attendait de lui; cela tient peut-être à sa rapide
élimination de l'organisme, comme le prouvent les expériences de Danion (Strasb., 1869), MM. Pécholier et
Morache, d'un autre côté, ont employé la créosote dans le
traitement de la fièvre typhoïde; les résultats sont encore
fort douteux.

Actuellement ce sont l'acide sallicyque et les salycilates qui jouissent de la vogue; il est bien certain qu'ils ont une action antifermentescible, mais, d'après les expériences de Feser et Fuedberger dans la septicémie, d'après les essais qu'on en a faits dans la fièvre typhoïde, on ne saurait leur accorder aucune valeur. Binz, on le sait, a prétendu que le sulfate de quinine guérissait la fièvre intermittente, en tuant les vibrions qui, pour lui, en sont la cause véritable; mais, outre qu'il n'est nullement prouvé qu'elle soit due à un parasite, les expériences de MM. Vulpian et Bochefontaine ont montré que les vibrioniens ne sont tués que par une solution au $\frac{1}{800}$; par conséquent il faudrait des doses massives de sulfate de quinine pour enrayer leur action dans la fièvre des marais, et tous les jours on la guérit avec la faible dose de 0,50. Il paraîtrait avoir une certaine efficacité dans l'infection purulente, mais là encore il y a bien des réserves à faire.

En face de pareils résultats on voit combien les moyens dont nous disposons pour lutter contre les infections sont limités, et nous sommes obligés d'avouer notre impuissance dans la majorité des cas.

C'est le plus souvent à un traitement purement symptomatique que le médecin se bornera à soumettre ses malades; il combattra les diverses manifestations du côté des grands appareils, consécutives à la pénétration des agents ou de leurs produits; d'un autre côté, les symptômes généraux méritent d'attirer toute son attention.

———

BIBLIOGRAPHIE

SEPTICÉMIE EXPÉRIMENTALE.

Charbon.

DELAFOND. — Bulletin Société cent. de méd. vétér., 1850.

POLLENDER. — Mikroscopische und microchem untersuchungen des Milzbrandblutes. (Casper's Vierteljar. für gericht und Medicin, 1855.)

BRAUELL. — Versuche und untersuchungen bettrffenden der Milzbrand des Menschen und der Thiere. (Virchow's Archiv, Traduct. Arch. méd., 1857.)

RAIMBERT. — Traité des maladies charbonneuses. Paris, 1859.

LEISERING. — Bericht über das Veterinärwosen etc. (Für d. Jahrb., 1862.)

DAVAINE. — Recherches sur les infusoires du sang dans la maladie connue sous le nom de sang de rate. (Comptes rendus Acad. sc., 1863.)

SIGNOL. — Présence des bactéridies dans le sang. (C. r. de l'Acad. sc., 1863.)

LEPLAT et JAILLARD. — Nouvelles recherches sur la maladie charbonnense. (C. r. Acad. sc., 1864.)

— Sur la présence constante des bactéridies dans le sang des animaux atteints de charbon. (C. r. Acad. sc., 1865.)

SANSON. — Sur les conditions de la virulence charbonneuse. (C. r. Acad. sc., 1865.)

DAVAINE. — Remarques relatives aux recherches de Sanson sur les maladies charbonneuses. (Acad. sc., 1865.)

LUTON. — Sur la virulence du sang des animaux atteints de charbon. (C. r. Acad. sc., 1869.)

RAYER. — Inoculation du sang de rate. (Soc. de biolog., 1870.)

Otto Bollinger. — Zur Pathologie des Milzbrandes in Beitrage zur ver gleichenden Patholog. und pathologisc. anat. der Hausth. (Munchen, 1872.) Dictionn. de méd., de chirurg. et d'hyg. vétér. (art. *Charbon*, 1874).

Feser. — Der Milzbrand auf den Oberbayerischen Alpen. (Munchen, 1877.)

Koch. — Étiologie du charbon. Considérations sur l'histoire du développement de la bactéridie. 1878.

Toussaint. — Recherches expérimentales sur la maladie charbonneuse. Paris, 1879.

Pasteur, Colin, etc. — Acad. de méd., oct., nov. 1878-1879.

Choléra des poules.

Grognier. — Recueil de méd. vétér., 1832.

Breschet, Carière, Blachier, Devilliers. — Gaz. méd., 1832, et Bulletin de l'Acad., 1835.

Maillet. — Recueil méd. vétér., 1836.

Renault. — Bull. Acad. méd., 1851.

Delafond. — Bullet. Acad. méd., 1851.

Peroncito. — Dictionnaire de méd., de chir. et d'hyg. véter.

Pasteur. — Sur la maladie virulente, et en particulier sur le choléra des poules. (Comptes rend. Acad. sc., 1880.)

Septicémie en général.

Barthélemy. — Comptes rendus de l'École d'Alfort, 1816.

Gaspard. — Mémoire sur les malades putrides et purulentes. (Journ. de physiol. de Magendie, 1822.)

Dupuy. — De l'affection gangréneuse. (Nouvelle Biblioth. méd., 1823.)

Leuret. — Essai sur les altérations du sang. (Arch. méd., 1826.)

Hamont. — Journal de méd. vét., 1827.

Dance. — Arch. méd., 1828.

Maréchal. — Thèse Paris, 1828.

Trousseau et Dupuy. — Expériences et observations sur les altérations du sang comme cause et complication des maladies locales. (Arch. méd., 1836.)

Renault. — Gangrène traumatique. Paris, 1840.

D'Arcet. — Des abcès multiples. Th. Paris, 1842.

Billroth. — Arch. für Klin. Chirurg., 1864.

Leplat et Jaillard. — Comptes rend. Acad. sc., 1864.

Weber. — Experimentelle studien uber pyaémie septik und fieber (Arch. für Klin. Chir. et Deutsch. Klin., 1864-65.)

Frese. — Experiment. Beitrage zur Etiol. des Fiebers. 1866.

Hemmer. — Experiment. Studien uber die Wirkung, faulender stoffe auf den thierischen organis. 1866.

Breuer und Chrobak. — Zur Lehre vom. Wundfieber experiment. Studien (Jahrb. der Gesell. Aerzte in Wien, XIV.)

Muller. — Experiment. Stud. uber eine Krankheits, und. (Dissert. Muschen, 1867.)

Bergmann. — Das putride Gift und die Putride Intoxicat. (Dorpat, 1868.)

Davaine. — Recueil. de méd. vétér., 1868.

Chauveau. — Physiologie générale des virus. (Revue scientif., 1871.)

Feltz et Coze. — Recherches clin. et expérim. sur les malad. infect. Paris, 1872.

Davaine, Colin, Vulpian, Bouley. — Étude des générat. success. du sang septic. (Arch. méd., 1872-73.)

Birch-Hirschfeld. — Recherches sur la pyémie. (Arch. der Heilkunde. 1873.)

Max Wolf. — Sur les injections sporiques. (Centralblat, 1873.)

Samuel. — Ueber der Wirkung der faulen Process. etc. (Arch. für experiment Pathol. und Pharm., 1873.)

Klebs. — Beitrage zur Kentniss, der micrococcus. (Arch. für experim. Pathol. Pharm., 1873.)

Clementi. — Expériences sur la présence des bactér. dans le sang de lapins septicémiques. (Centralblat, 1875.)

Hiller. — Arch. für Klin. Chir., 1875.

Burdon-Sanderson. — Lectur of the occur of organis. forms. (Brit. med. Journ., 1875.)

Chauveau. — De l'agent pyohémique. (Congrès de Nantes, 1875.)

Schuller. — Experiment. Beiträge rum Studi. der septisch. infect. Leipzig, 1875.

William Roberts. — Brit. med. journ., 1877.

Burdon-Sanderson. — Lecture of the infect. process. of diseases (Brit. med. Journ., 1877.)

Pasteur. — Résistance des germes bact. sept. (Acad. sc., 1877.)

Feltz. — Filtration des liquides septiques. (Acad sc., 1877.)

— Influence des hautes pressions sur les protoorganismes. (Acad. sc., 1877.)

Humbert. — Des matières putrides au point de vue de la septic. (Union méd., 1877.)

Pasteur, Joubert, Chamberland. — La théorie des germes . (Acad. méd., 1878.)

Pasteur. —Du vibrion septique. (Acad. méd., 1878.)

Magnin. — Des bactéries. (Th, agrég., 1878.)

Nepveu. — Des bactéries, de leur rôle pathol. (Rev. sc. méd., 1878.)

Pasteur. Du vibrion pyogénique. (Acad. méd., 1878.)

Chauveau. — Nécrobiose et gangrène. (Comptes rend. Acad. sc., 1878).

Picot. — Septicem. experiment. (Les grands process. Paris, 1878.)

Koch. — Untersuchungen uber die Aetiol der Wundinfect Krankheiten. Leipzig, 1878.

Colin. — De la septicém. (Acad. méd., 1878-1879.)

SEPTICÉMIE CHIRURGICALE
Classique.

Stich. — Die acute Wirkung putride stoffe in Blut. (Annalen der Charité. Berlin, 1853.)

Maisonneuve. — Mémoire sur les intoxications chirurgicales. (Arch. méd. 1866.)

Verneuil. — Mémoire lu au Congrès de Vienne, 1867.

Virchow. — Rôle des bactéries dans la septicémie. (Arch. für Pathol. anat., 1867.)

Hueter. — Fièvre septicémique. (Compendium Pitha et Billroth, 1868.)

Billroth — Éléments de pathologie générale, 1868.

— Dritt Abhandlung. (Arch. Langenbeck, 1868.)

Roser. — Pathol. chirurg. (Traduct. Paris, 1870.)

Blum. — De la septicémie aiguë. (Thèse de Paris, 1870.)

Richelot. — Etude clinique sur la septicémie. (Union médicale, 28 mars 1871.)

— Des rapports qui unissent la septicémie à la pyohémie. (Union médicale, avril 1871.)

Uhle Wagner. — Nouveaux éléments de patholog. génér. Traduct. Paris, 1872.

Billroth. — Allgem. chirur. Pathol. und Therap. Aufl. Berlin, 1872.

M. Perrin. — Mémoire sur l'infection putride aiguë. (Gaz. hôpit., 1872.)

Billroth. — Neue Beobu Wundfieber (Arch. für Klin. chirurg., 1872.)

Hirschfeld. — Des bactéries dans le sang des pyémiques. (Central-blat, 1873.)

RIESS. — Zur Pathol. anat. der Blut. (Reichert's und du Bois-Raymond's Archiv, 1873.)

HEIBERG. — Die puerperales und pyamischen Processus. Leipzig, 1873.

HUETER. — Allgem. Chirurg. Berlin 1874.

DEMARQUAY. — Septicémie et pyohémie. (Gaz. méd., Paris, 1874.)

DERSELBE. — Cocobacteria septica. Berlin, 1874.

VIRCHOW. — Tortschz. der Kriegsheil., etc. Berlin, 1874.

MOXON et GOODHART. — Des bactéries dans le sang et les tissus des septicémiques. (Guy's Hospital Report, 1875.)

LOFFLER. — Grandsatze und Regeln, 1875, p. 42.

ANDERS. — Die gift. Wirk. der durch Bacterienveg. getrüb. Pasteur'-schen, etc. (Deutsche Zeits. für Chirurg., 1875.)

HILLER. — Ueber putrides gift. (Centralb. für Chirurg.. 1876.)

DERSELBE. — Ueber extrahirb. septicäniis. gift. Ebendaselbst Nr. 14, 1876.

LOEW. — Ueber Pyämie und irhe Prophylaxis bei amputationen. (Arch. für Klin. Chirurg. von Langenbeck, 1877.)

JAMAIN et TERRIER. — Éléments de pathologie chirurgicale. Paris, 1877.

PICOT. — Les grands processus. Paris, 1878.

CHAUVEAU. — Des maladies infectieuses. (Programme du Congrès d'Amsterdam, 1878.)

GOSSELIN. — Clinique chirurgicale de la Charité, Paris, 1879.

TÉDENAT. — Étude critique sur la septic. et la pyoh. Paris, 1879.

STRICKER. — Medizinische Jahrbücher, 1879.

Gangrène foudroyante.

MAISONNEUVE. — De la gangrène foudroyante. (Gaz. méd., 1853.)

SALLERON. — Étude sur la gang. foudroy. (Arch. méd. milit., 1858.)

NEPVEU. — De la gangrène dans les fractures. (Th. Paris, 1870.)

M. PERRIN. — De la gangr. foudroy. (Acad. méd., 1872.)

FRERY. — De la gangr. foudroy. (Th. Par., 1873.)

TERRILLON. — De la septic. à forme gangr. (Arch. méd., 1874.)

JUBIN. — Essai sur la gangr. foudroy. (Th. Paris, 1876.)

MORAND. — De la septic. gangr. aiguë. (Th. Montp., 1877.)

Pyohémie.

BÉRARD. — Art. Pus in Diction. en 30 vol.

D'ARCET. — Recherches sur les abcès multiples. Paris, 1842.

Bonnet. — Sur la cautérisation comme moyen. (Gaz. méd., 1843.)

Sédillot. — De l'infect. purul. Paris, 1843.

Fleury. — Essai sur l'infection purulente, 1844.

Roser. — Die specifische natur. der pyamie. (Arch. der Heilkunde, 1860.)

Blanc. — Essai sur l'infect. purul. (Thèse Paris, 1861.)

Gosselin. — De la prophylaxie de l'érysipèle, de l'infect. purul. Paris, 1867.

Blum. — Étude sur la pyohémie. (Arch. de méd., 1869-1870.)

Murray-Braidwood. — De la pyohémie. (Traduit. Paris, 1870.)

Hayem. — Des embolies capill. dans la pyémie. (Gaz. hebd., 1871.)

Verneuil, J. Guérin, Bouley, Chauffard. — Discussion Acad. méd., 1871.

Ranvier. — Infect. purul. (Lyon médic., 1871.)

Oppermann. — Quelques notions sur la nature miasmat. et spécif. de l'inf. purul. (Th. Paris, 1872.)

Infection putride.

Bérard. — Article Pus in Dict. en 30 vol.

Bonnet. — Maladies articulaires, 1843.

Érysipèle traumatique.

Velpeau. — Leçons orales de clin. chirurg.

Aubrée. — De l'érysipèle. Th. Paris, 1857.

Ed. Labré. — De l'érysipèle. Th. Paris, 1858.

Thainnet. — Erysipèle traumatique par infection. Th. Paris, 1858.

Martin. — De la contagion dans l'érysipèle. Th. Paris, 1865.

Pujos. — De l'érysipèle. Th. Paris, 1865.

J. Guérin. — Discussion sur l'érysipèle. (Bull. Acad. méd., 1865.)

Hueter. — Centralblat., 1868.

Volkman. — Erysipèle, in Compend. Pitha et Billroth, 1869.

Gosselin. — Erysipèle traumat. (Dict. Jacc., 1870. — Société de biologie, 1872.)

Nepveu. — Des bactéries dans l'érysipèle. (Gaz. méd., 1872.)

Verneuil, Le Fort, Trélat, etc. — Discussion sur l'érysip. (Société de chirurg., 1872.)

Wilde. — Zur Therap., der Wunder in Schmit's Jahrb.

Doepp. — Observations d'érysip., communiqué. (Schmidt's Jahrb., 1872.)

Orth. — Untersechung uber Erysip. (Arch. für experim. Pathol. und Pharm. von Klebs, 1873.)

Lukomsky. — Recherches sur l'érysipèle. (Extrait de Gaz. hebd., 1874.)

Périostite diffuse.

BŒCKEL. — De la périostite phlegm. (Gaz. méd. Strab., 1858.)

GOSSELIN. — Mémoire sur les ostéites épiphys. (Arch. méd., 1858.)

GAMET. — L'ostéopériostite juxta-épiphys. Th. Paris, 1862.

CHASSAIGNAC. — Ostéomyélite spontanée diffuse. (Gaz. méd., 1863.)

MARTIN. — De la périostite phlegmoneuse. Th. Paris, 1869.

HOLMES. — Diffuse periostitis in a syst. of surgery, 1870.

SEZARY. — De l'ostéite aiguë chez les enfants. Th. Paris, 1870.

SPILLMANN. — Des différentes formes de l'ost. aig. (Arch. méd., 1873.)

GOSSELIN. — Cliniq. chirurg. de la Charité. Paris, 1873.

MAAS. — Études expérimentales sur l'ostéomyélfie. (Arch. für Klin. chirg., 1878.)

KOCHER. — Id.

LANNELONGUE, TRÉLAT. — Discussion sur l'osléomyélite. (Acad. méd., 1870-1879.)

SEPTICÉMIE MÉDICALE.

De la fièvre récurrente.

LARREY. — Mémoire de chirur. milit. Paris, 1812.

CORMAK. — Natural history pathology of the epid. fever. Edinburgh, 1843.

GOODSIR. — Edinburgh Journal, 1844.

ORR. — Report upon the recent epidem. fever. (Dublin Journal, 1849.)

GRIESINGER. — Beobachtungen uber die Krankeiten von Egypten. (Arch. für physiolog. Keilkunde, 1853.)

HIRSCH. — Handbuch der histor. Geogr. Pathol., 1859.

MURCHISON. — On continued fever. London, 1862.

KUTTNER. — Uber das epidemische remitteren de fieber in Petersburg. (Petersburg und Zeitschrif., 1865.)

CHARCOT. — Gaz. hebd., 1865.

EUG. PELIKAN. — Notice sur une épidémie de fièvre récurrente de Saint-Pétersbourg. (Bull. Acad. méd., 1865.)

GUÉNEAU DE MUSSY. — Aperçu de la théorie du germe contage. (Introduction à l'édition française de la fièvre typhoïde, par Murchison.)

PONFICK. — De la présence des spirilles dans le sang de la fièvre récurrente. (Centralblatt, 1874.)

WEISSENERG — De la fièvre récurrente chez les enfants, 1875.

HEIDENREICH. — La spirobactérie du typhus à rechute. (Petersb. med. Wochensch., 1876.)

Ponfik. — Recherches sur le typhus récurrent. (Arch. für pathol. Anat. und Physiol., 1876.)

Griesinger. — Traité des maladies infectieuses, 2ᵉ édition, 1868 ; 3ᵉ éd., 1877.

Heidenreich. — Recherches cliniques et expérimentales sur le parasite du typhus récurrent. Berlin, 1878.

Endocardite ulcéreuse.

Bouillaud. — Traité des maladies du cœur.

Senhouse Kirkes. — Arch. gén. de méd., 1853.

Virchow. — Deutsche Klinik, 1859.

Ogle. — On ulcerations and aneurism. of the heart. (Trans. of the path Soc. of London, 1860.)

Charcot et Vulpian. — Note sur l'end. ulc. à forme typhoïde. (Gaz. méd., 1862.)

Lancereaux. — Endocardite suppurée et ulcéreuse. (Gaz. méd., 1862.)

Luys. — Endocard. ulc. (Mémoires de la Soc. de biol.)

Vast. — Endocard. ulc. Thèse Paris, 1864.

Duguet et Hayem. — Endocard. ulc. (Gazette méd. Paris, 1865.)

Jaccoud. — Dictionnaire de méd. et Path. int.

Butaud. — De l'endocard. ulcér. Thèse Paris, 1868.

Decornière. — Essai sur l'endocard. puerp. Thèse Paris, 1869.

Caubé. — De l'endocard. ulcér. Thèse Paris, 1873.

Hiller. — Critique des cas d'endocardite bactéridique et des embolies parasit. (Arch. für Pathol., 1874.)

Faure, Lacassagne. — Endocard. ulcér., forme asphyxique. Thèse Paris, 1876.

Gerbert et Birch. — Sur un cas d'endocardite ulcér. et sur la présence des bactéries dans cette maladie. Hirschfeld, 1876.

Trousseau. — Clinique méd. Paris, 1877.

Koester. — Die embolisch. Endocarditis. (Arch. für path. Anat. und Phys., B. LXXII.)

Klebs. — Arch. für exper. Path. und Pharmac., 1878.

Rosenbach. — Ueber artif. Herzklappen. (Id., 1878.)

Fièvre typhoïde.

Cousot. — Étiologie, nature et traitement de la fièvre typhoïde. Thèse Paris.

HUMBERT. — De la septicémie intestinale. Th. Paris, 1873,

MURCHISON. — London, 1873.

BUDD. — Typhoid. Fever ist Nature. London, 1873.

BRIBOSIA. — Sur certains points d'étiolog. de la fièvre typhoïde. (Bull. Acad. Belg., 1874.)

TYNDALL. — On the dissemination of the typh. Fever. (The Lancet, 1874.)

MACKINTOSCH. — Typhoid resulting of insanitary conditions.

ARNOULD. — Étiologie de la fièvre typhoïde. (Gazette méd. Paris, 1874.)

GRIESINGER. — Malad. infect. Paris, 1877.

GUÉNEAU DE MUSSY. — Recherches historiques et critiques sur l'étiologie et la prophylaxie de la fièvre typhoïde.

JACCOUD. — Cours de la Faculté, 1877.

GUÉNEAU DE MUSSY, BOUCHARDAT, J. GUÉRIN, JACCOUD. — Discussion sur l'étiologie de la fièvre typhoïde. (Bull. Acad. de méd., 1877.)

BOUCHARD. — Congrès de Genève, 1877.

DEGHAIE. — Quelques considérations sur l'étiologie de la fièvre typhoïde, 1878.

Érysipèle médical.

GREGORY. — Lectures on fever and inflammation. Edimburg, 1777.

FLEURY et MONNERET. — Compendium de médecine.

CHOMEL et BLACHE. — Répertoire général des sciences médicales.

MONNERET. — Pathologie interne.

WALSH. — Gazette des hôpitaux, 1851.

BOUILLAUD. — Traité de nosographie médicale.

PIORRY. — M éd.iat., art. Télodermite.

TROUSSEAU. — Clinique de l'Hôtel-Dieu.

HARDY et BÉHIER. — Traité de pathologie.

A. DESPRÉS. — Traité de l'érysipèle, 1862.

BOURGOGNE. — De l'érysipèle considéré comme une fièvre exanthématique. (Journ. méd. Bruxelles, 1862-63.)

DAUDÉ. — Traité de l'érysipèle épidémique. Paris, 1867.

METTENHEIMER. — Zur Naturgeschichte des Erysipelas. (Arch. Fever Klimed., 1868.)

JACCOUD. — Traité de pathol. interne, 1871.

M. RAYNAUD. — De l'érysipèle médical. (Dict. Jacc., 1871.)

— De la nature de l'érysipèle. (Union méd., 1873.)

HAYEM. — Clinique sur un cas de méningite suppurée dans le cours d'un érysipèle. (France méd., 1875.)

DE LA SEPTICÉMIE PUERPÉRALE.

HIPPOCRATE. — Œuvres traduites par Littré, t. II. Maladies des femmes.

RIVIÈRE. — Prax. med., lib. XV.

A. PETIT. — Traité des maladies des femmes enceintes, 1665.

MAURICEAU. — Traité des maladies des femmes grosses, 1712.

VAN SWIETEN. — Comment. in aphor. de cur. morb., aph. 1329.

PUZOS. — Traité des accouchements, 1739.

DELAMOTTE. — Traité des accouchements, 1765.

LEVRET. — Essai sur l'abus des règles générales, 1766.

DOULCET. — Mémoires sur la maladie qui a attaqué en différents temps les femmes en couches à l'Hôtel-Dieu de Paris. Paris, 1782.

DELAROCHE. — Recherches sur la nature et le traitement de la fièvre puerpérale. Paris, 1783.

BICHAT. — Anat. génér., t. III, 1801.

LOBSTEIN. — De la fièvre puerpérale, an XII.

PUJOL. — Mémoire sur les fièvres puerpérales. Paris, 1823.

MERCIER. — La fièvre puerpérale existe-t-elle? Thèse Paris.

SÉDILLOT. — Recherches historiques sur la fièvre puerpérale. Paris, 1817.

DANCE. — De la phlébite interne et de la phlébite en général. (Arch. de méd., 1829.)

DANYAU. — Essai sur la métrite gangréneuse. 1829.

RÉCAMIER. — Recherches sur les maladies puerpérales.

CRUVEILHIER. — Anat. patholog. du corps humain, 1830.

CAMPBELL. — Edimb., 1833.

GERDY et VELPEAU. — Bull. Acad. de médecine, 1837.

BOURDON. — Notice sur la fièvre puerpérale et ses différentes formes observées à l'Hôtel-Dieu de Paris, 1840.

BOUCHUT. — Études sur la fièvre puerpérale. (Gaz. méd., 1844.)

AL. MOREAU. — Recherches sur la fièvre puerpérale, épid. observ. à la Maternité de Paris. Th. Paris, 1844.

VERNAY. — De la fièvre puerpérale épidémique. Th. Paris, 1849.

LORAIN. — De la fièvre puerpérale chez la femme, le fœtus, le nouveau-né. Th. Paris, 1855.

TARNIER. — De la fièvre puerp. observée à l'hospice de la Maternité de Paris. Paris, 1855.

TARNIER. — Recherches sur l'état puerpéral. Th. Paris, 1857.

VIRCHOW. — Recherches sur les maladies puerpérales qui ont régné à la Charité de Berlin. (Gaz. hebd., 1858.)

Guérard, Depaul, P. Dubois, Danyau, [etc. — Commucations à l'Acad. de médecine, 1858.

Dupuis. — De la fièvre puerpérale. Th. Paris, 1860.

Aran. — Conférences clin. sur les maladies des femmes. Paris, 1860.

Charpentier. — Des accidents fébriles qui surviennent chez les nouvelles accouchées. Th. Paris, 1863.

Béhier. — Cliniq. médicale, 1864.

— Etude sur la maladie dite puerpérale. (Clinique de la Pitié, 1864.)

Hervieux. — Gazette médicale, 1865

— Etiol. et prophyl. des épidémies puerp. (Gaz. méd., 1865.)

Le Fort. — Des Maternités. Paris, 1866.

Churchill. — Maladies des femmes, trad. française, 1866.

Pacaud. — De la nature de la fièvre puerp. Th. Paris, 1866.

Semmelweis. — Etiol. et prophyl. de la fièvre puerp. (Arch. méd., 5e sér.)

Roque. — De la fièvre puerp. Th. Paris, 1868.

Hipp. Bourdon, Hervieux, Chauffard, Sallard, Peter, Blachez, etc. — Soc. méd. des hôpitaux, 1869.

Delore. — Lyon médical, 1869.

Hervieux. — Traité des maladies puerp. Paris, 1870.

Roser. — Pathologie chirurgicale, traduct., 1870.

Quinquaud. — Essais sur le puerpérisme infectieux. Th. Paris, 1872.

D'Espine. — Contributions à l'étude de la septic. Th. Paris, 1872.

Orth. — Recherches sur la fièvre puerp. (1872-1873, Revue Hayem.)

Heiberg. — Les processus puerp. et pyém. (1873, Revue Hayem.)

Twart. — The Lancet, 1874.

Robertson. — The Lancet, 1875.

Armstrong. — The Lancet, 1875.

Landau. — La fièvre puerpérale et les maisons d'accouchements. (Revue Hayem, 1875.)

Schrœder. — Traité des accouchements, 1875.

Fiouppe. — Lymphatiques utérins et parallèle entre la lymphangïte et la phlébite. Thèse de Paris, 1875.

Lucas-Championnière. — Lymphat. utérins et lymphang. utér. Th. Paris, 1877.

Playfer. — Traité des accouchements. (Traduct. Vermeil, 1879.)

Peter. — Leçons de clinique médicale. Paris, 1879.

Levrat. — De la septicémie péritonéale. Th. Paris, 1880.

TABLE DES MATIÈRES

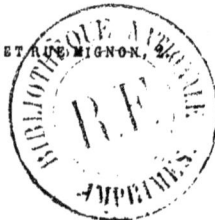

PARIS. — IMPRIMERIE ÉMILE MARTINET, RUE MIGNON, 2.